OHSAMA BUNKO

「足もみ」美人プログラム

田辺智美

三笠書房

はじめに

キレイと元気のために。「安心」「簡単」「気持ちいい!」から一番!

「足もみ」は、あなたに次のようなすばらしいプレゼントをくれます。

・身体の不調改善。疲れやコリがスッキリとれる(難病の改善実績もあり)
・女性ホルモンがたっぷりでるから、肌も髪もツヤツヤになって女っぷりが驚くほどアップ。しかも、現在まで妊娠率100%の実績
・美しくダイエットもできる。特に足が細くキレイになる
・気持ちいいから、芯《しん》からリラックスできる、ストレスを解消できる
・頭が冴《さ》える。運動神経アップや集中力のアップ、認知症の改善にも

本書は、女性をもっと元気に、ラクにしてあげたいという願いをこめ、15年間

にわたり、私が19000人以上の方々に施術し、喜ばれてきた「足もみ」のエッセンスをぎっしり詰めこんだものです。

本の通りに、毎日気持ちよく足をもむだけで、疲れやコリがとれて体力が上がり、病気のつらい症状などが軽くなっていきます。

特に、女性特有の「不調」の解消には目を見張るものがあります。

止まっていた生理が復活したり、更年期《こうねんき》症状がおさまったり、長年待ち望んでいた妊娠がかなったりする驚きのケースを日々目《ま》の当たりにするにつけ、「足もみ」は、生命力を目覚めさせると思えてなりません。

しかも、皆さん、見た目も雰囲気も、みるみるキレイに変わっていきます。

肌はツルツルになり、髪は豊かになり、魅力があふれ、笑顔は自信と喜びに満ちて輝きだします。そう、心も明るく変わっていくのです。

簡単で気持ちいい「足もみ」で、身体の中から湧いてくる元気とキレイでさらに幸せになっていただければ、とても嬉しく思います。

はじめに

Chapter 1

なぜ「足もみ」で元気とキレイが目覚めるのか？

一生もののお宝メソッドを大公開！

Chapter 2 実践「足もみ」

Chapter 3
実践「足もみ」

体質改善！「元気回復」プログラム

日々の疲れやコリがスッキリとれて、免疫力もアップ！

Chapter 4

実践「足もみ」

脂肪燃焼！「ダイエット」プログラム

代謝がみるみるよくなって食欲も正常に！

Chapter 5

実践「足もみ」

女性ホルモンたっぷり！「美容」プログラム

セクシーな魅力が目覚めて、妊娠力もアップ！

Chapter 6

実践「足もみ」

心が癒される！「リラックス」プログラム

贅沢に、自分をあまやかしてハッピーに

Chapter 7
実践「足もみ」

「残念な症状・あるあるトップ5」を解消します！

嬉しいスペシャル付録！

あるある症状ランキング

編集協力　ユウコ

Chapter

1

なぜ「足もみ」で元気とキレイが目覚めるのか？

一生もののお宝メソッドを大公開！

美と健康のカギは、ある「力」にあります。
それは、人間の「生命力」「自然治癒力」ともいえるもの。
日焼けやメイクで疲れた肌がキレイに修復されるのも、
手術で切った傷口がふさがるのも、
すべてはこの「力」のお陰です。
あなたに起こる嬉しい変化を見ていきましょう！

医師も驚き！次々と「不調」が消えていく「足もみ」パワー

「本の通りにもんだだけで、本当に調子がよくなってきています！」

「もむたびに、元気になるのがわかる。夜中のこむらがえりがなくなりました」

2014年に発売されるや、たちまちベストセラーとなった私の前著『「足もみ」で心も身体も超健康になる！』（三笠書房《王様文庫》）。

今も、読んでくださった全国の方々から、感激の声が続々と届いています。

そうです。

ただ足をもむだけで、みるみる身体の痛みが消えて、活力が湧いてくる。

この〝確かな結果〟こそ、多くの皆さまにご支持いただいている理由です。

今から十数年前のこと、私は大型トレーラーによる追突事故が原因で、重度のむち打ち症になり、常に頭痛、手と顔のしびれ、倦怠感《けんたい》に悩まされていました。気圧の変化とともに痛むつらい症状は、何軒もの病院や専門医院を回り、様々な治療をしても、いっこうに治らなかったのです。

このまま一生、治らないかもしれない不安を打ち消すために、あらゆる文献を探していたときに出会ったのが、「足もみ」です。

藁《わら》をもつかむ思いで毎晩足をもみ始めると、**拍子抜け《ひょうしぬ》するほどアッサリとつらい症状が消えていき、むち打ち症のほか、子供のころから患《わずら》っていた副鼻腔炎《ふくびくうえん》や虚弱体質も次々と改善**していきました。

また、同じころ、私の母は心筋梗塞《こうそく》を患っていて手術が必要な状態でしたが、これも「足もみ」のお陰で、手術をしなくていいまでに完治しました。検査をした医師も、**「心臓の血管が太くなっている、すごいね！」**と驚いていたほどです。

まさに**足は「第2の心臓」**だと、心の底から確信したものです。

〝見た目〟にも驚きの変化が！おなか、顔、髪、肌……

体調がよくなったその後も、とても気持ちいいので「足もみ」を習慣にしていたところ、私の〝見た目〟に思いがけない変化が起こり始めます。

お肌の調子がよくなり、おなかの贅《ぜい》肉は減り、しかしバストのサイズはそのまま変わらず、足はグンと細くなり、O脚が改善し、姿勢がよくなり始めたのです。

特別なことや、運動はなにもしていなかったのに！

「田辺さんは、エネルギーがあふれていて、見ているだけで元気になれるわ！」

「全身しなやかですごくスタイルがよくて、同じ女性として憧れます！」

とおっしゃってくれる方がでてくるほどでした。

「足もみ」は、エステサロンやスポーツジムに通うのに匹敵する美容効果があると実感したのです。

なぜ、こんなに長く人気が続いているの？

昔から、ありとあらゆる美容法や健康法が、次々と話題になっては、すぐにまた消えていきます。まるでバブルがはじけるかのように。

なぜ、そんなに次から次へ？　と思いますが、それはひとえに、結果を実感しにくいからでしょう。

でも「足もみ」は違います。

たった1回でももめば、すぐにむくみがとれ、足が軽くなります。しかも身体の循環がよくなるので、もんだ直後にトイレにいきたくなる人が続出するほど！

数カ月続けている人の中には、10kgもやせたダイエット成功例や、生理が復活した40代後半の女性、うつ病などの心の病、初期がんや膠原《こうげん》病などの難病を克服した人までいます。

男性ならば、9割以上の人のED（勃起《ぼっき》不全）が改善し、精力がアップしているようです。これは、ご本人や奥様方がこっそり教えてくださいます。

まさに、**「命をパワーアップさせ、命を生みだす力」が目覚めるのです。**

大切な人にも自信を持って おすすめできる理由

私が「足もみ」をすすめる一番の理由は、**「安全」「安心」**だからです。

足をもみすぎたからといって、体調が悪くなることはありません。

流行《はや》りの健康法マニアである知人は、とにかくやせてキレイになりたい一心で、1日1食にしたり、カロリー制限をしたりしたものの、どれも続かず、結局ダイエットをする前より太ってしまいました。そのうえ、白髪やシワもふえ、健康診断では血圧の数値の高さを注意されるはめになったそうです。

こうした身体に負担のかかる方法を試していたら、美しく健康になるどころか、病気になりかねません。

「足もみ」は、身体にも**お財布にも負担をかけず、美しくなれる最高の方法**です。

素人がもんでも、効果はでますか？

「『足もみ』の効果はよくわかりました。でも、自分でもんでもそんなに効果がでるものですか？」

「はい、でます！」

「足もみ」のすごいところは、半信半疑でもんだとしても、明らかな効果がでることです。

しかも、週に1度まとめて1時間もむのと、毎日10分、自分でもみ続けるのでは、後者のほうがはるかに高い効果が得られます。面白いですね。

「一気にたくさん」よりも「毎日少しずつ」。これが「足もみ」の秘訣です。

効き目の秘密は、東洋と西洋の「ベストマッチング」にあり

なぜ「足健道《そくけんどう》」の「足もみ」には、すごい健康効果があるのでしょう?

私が編《あ》みだした「足健道」は、アメリカ人医師が考案した**「リフレクソロジー」**という足裏マッサージと、中国大陸生まれの**「経絡《けいらく》マッサージ」**、そして古代ギリシャやエジプトなどで紀元前から行なわれていた**「リンパマッサージ」**という3つの手法から、よく効く要素ばかりを集めて組み合わせたオリジナルの手法です。

いわば「西洋と東洋のいいところどり」のメソッド。

この組み合わせに、効率よく健康を高める秘密があるのです。

実はこうした刺激でどうして効果が見られるのか、その仕組みは現代医学でもまだ解明されていません。ですが、もめば健康が回復するのは確かな事実です。

●ふくらはぎ・足裏にあり、各臓器と連携している「反射区」を刺激することで、不調を改善する。例：卵巣の反射区をもめば、卵巣の働きが整う。

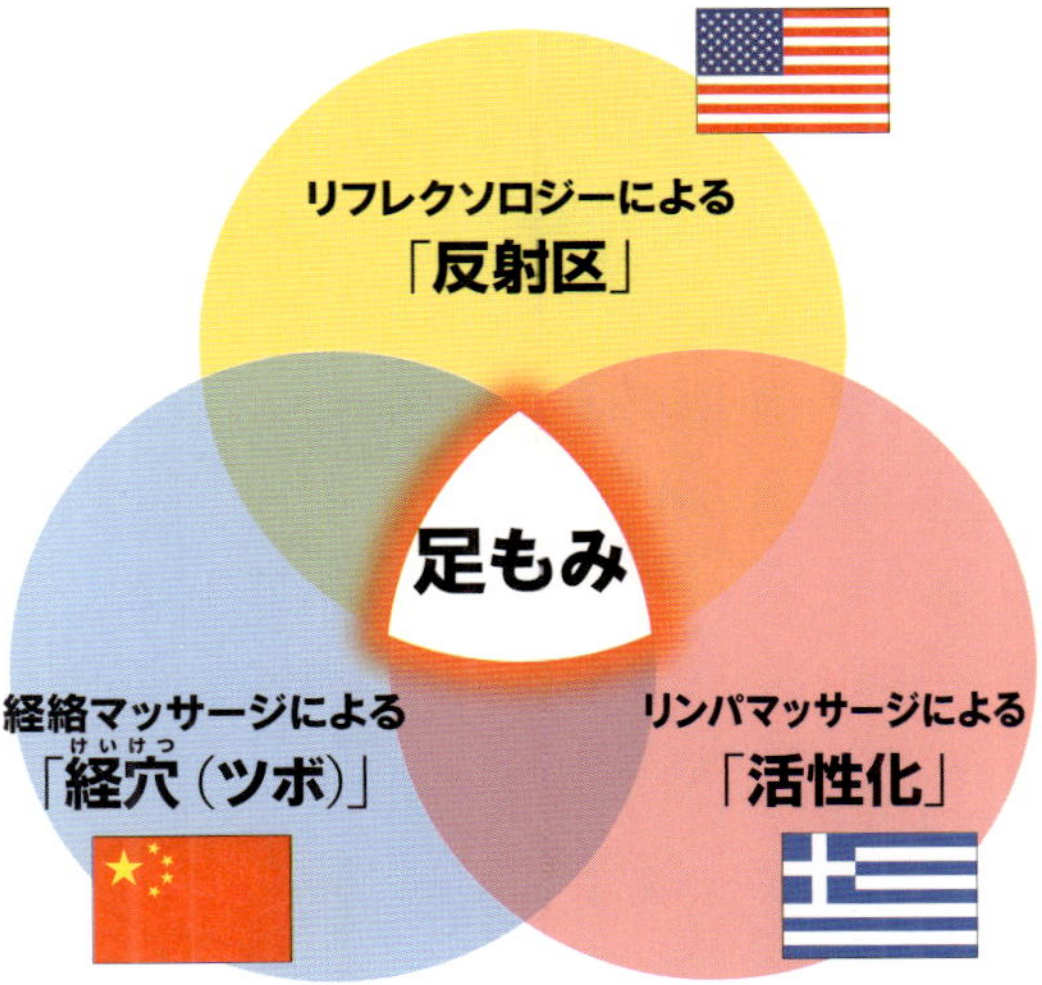

●全身の気の流れを正常に整えるポイントを刺激できる。

●重要な体液である「リンパ」の流れをよくすることで、免疫系にいい影響を与える。

美と健康の基本「温め」と「血流アップ」がまとめてかなう！

世の中のあらゆる美容法、健康法で基本とされているのが、**「冷えをとること」「血流をアップさせること」**ですね。それは「足もみ」でも同じです。

この2つ抜きには、美も健康も成り立ちません。

〝冷えは万病のもと〟という言葉通り、体温が1度下がると、免疫力は約30%もダウンしてしまいます。病気にかかりやすくなりますし、代謝が低下して太りやすくもなります。ダイエットが成功しないのは、「冷え」のためといっても過言ではありません。

「血流アップ」は、肌の調子にも関係します。多くの油脂類が、温度が下がると固まりやすくなるのと同様に、血液中の脂肪分も冷えると固まり、血液の流れを滞らせます。血行が悪くなれば、全身の細胞に栄養や酸素が十分にいきわたらなくなり、肌のたるみ、シワ、くすみ、抜け毛などの原因となってしまいます。

この「温め」と「血流アップ」の2つが、「足もみ」ならまとめてかないます。

足をもむと身体がポカポカするのは、足が「第2の心臓」と呼ばれる部分だからです。心臓から送られてきた血液が一番たまりやすいふくらはぎに、直接、圧をかけて、血液を心臓に戻してやることで、全身の血行がよくなります。

「女性ホルモン」が女性特有のピンチから救ってくれる

女性ホルモンには、**「エストロゲン（卵胞ホルモン）」**と**「プロゲステロン（黄《おう》体《たい》ホルモン）」**の2種類があります。このうち、女性の身体や精神面に影響するのは「エストロゲン」のほうです。

中年期（35～45歳ごろ）になると、徐々にエストロゲンの分泌が減少し始め、これが原因でのぼせや動悸《どうき》などの更年期症状がでてきます。子宮体がんや乳がんもエストロゲンが減少することで起こります。

しかし、「足もみ」を行なっていれば、恐れることはありません。

「足もみ」は、女性ホルモンの分泌も活発にするため、これまで相当に深刻な更年期症状も改善してきた実績があります。

「まるで10代のころの体調が戻ってきたみたい!」と驚かれることもしょっちゅうです。

ちなみに、**エストロゲンが十分に分泌されるようになると、足裏の見た目も変化します。**

赤紫色にくすんで、ガサガサとひび割れていた皮膚が徐々にキレイなピンク色になり、タコなどのかたい角質もはがれ落ち、クリームを塗《ぬ》らなくてもいいほどツルツルに生まれ変わっていきます。

実は女性ホルモンは、「頭にもいい！」

最近、もの忘れがふえて、人やものの名前がでてきにくくなったと感じる人に朗報です。「足もみ」は、知能を発達させるほか、認知症を改善する効果もあることがわかってきています。

その理由は、「女性ホルモン」にあります。女性ホルモンは、女性的なバストラインやウエストライン、肌のなめらかさなどに影響するほか、「脳」の働きもささえていたのです。

一般に女性のカンが鋭いのは、女性ホルモンの量も関係しているのかもしれませんね。

現在、国の推奨《すいしょう》もあり、多くの老人ホームで、「足もみ」の時間が設けられています。それほど、足裏への刺激は、認知症の防止に期待されているのです。

いわゆる計算問題やパズルを解く「脳トレ」もいいですが、そもそも脳の血流

が不足していれば、せっかくの努力も実りにくくなってしまいます。

だから、まずは「足もみ」なのです。

脳が元気をとり戻し、きちんと卵巣や副腎へ「ホルモンをだして！」と指令をだせるようになれば、ホルモンの分泌も正常になっていきます。

頭がはっきりしてくると、あきらかに表情が豊かになり、目の輝きも変わります。

ちなみに、脳にまつわる反射区は**足の親指**に集中しています。

足の親指の腹を、手の指で押してみてください。**かたければ脳は緊張気味**です。

パソコンや携帯電話をよく使う人は、足の親指がかたくなる傾向があります。

脳に疲労がたまっていると熟睡しにくくなるため、疲れがとれません。

逆に、**フニャフニャとやわらかすぎるのは、疲れ気味**のサインです。睡眠不足ではありませんか？　ストレスをためてはいないでしょうか？

ぜひ、Ｃｈａｐｔｅｒ３の「元気回復」プログラムをお試しください。

運動神経アップや、ケガの予防に、超プロが採用

「足もみ」は**運動神経の発達**にも関係します。

フィギュアスケートの浅田真央選手は、幼いころから母親に、足裏を毎晩マッサージしてもらってから就寝していたそうです。

またメジャーリーガーのイチロー選手も、毎日、ロッカールームに戻ると、15㎝のマッサージ棒で、足をもむのを欠かさないそうです。

2人とも、運動神経がズバ抜けているのはもちろん、実は、ケガが非常に少ないことでも有名です。たぐいまれな運動神経のよさに、「足もみ」が一役買っているのは間違いないでしょう。

超一流の選手たちが実践している習慣です。真似してみて、損はないと思いませんか。

あなたにおすすめの「足もみ」プログラム・チェック

本書では、「元気回復」プログラム、「ダイエット」プログラム、「美容」プログラム、「リラックス」プログラムという、目的別に4つの「足もみ」プログラムを紹介しています。どのプログラムから始めてもいいのですが、最初の1週間だけは自分に合ったプログラムを行ない、2週目からは自由に好きなプログラムを行なうほうが、効果を実感しやすいでしょう。

簡単な質問で、あなたに最適のプログラムを診断できます。ぜひ確認してみてください。以下の項目に当てはまるものに、チェックを入れてください。

☑デスクワークが多く、運動不足気味である　A

☑便秘、もしくは下痢《げり》をしやすい　Ⓐ

□風邪を引きやすい　A
□貧血気味で疲れやすい　A
□セルライトができている　B
□靴下を履《は》くとゴムのあとがなかなか消えない。足がむくんでいる　B
□太りやすい体質だ　B
□身体のラインのたるみが気になる　B
□吹き出物、シミ、ソバカスができやすい　C
□髪の毛が傷みやすく、ツヤがない　C
□性欲が落ちている　C
□生理不順である　C
□うつっぽく、気分がふさぎこむことが多い　D
□イライラしやすく、怒りっぽい　D
□気力が湧かない。なにをするにも、おっくうに感じる　D
□悲しくもないのに泣きたくなる、すぐに泣いてしまいがち　D

■診断結果

A～Dまで、チェックのついた項目数を合計しましょう。

Aが多い人は、「元気回復」プログラム（70ページ）がおすすめです。

Bが多い人は、脂肪燃焼を促進する「ダイエット」プログラム（93ページ）から。

Cが多い人は、「美容」プログラム（117ページ）から。

Dが多い人は、心を癒す「リラックス」プログラム（144ページ）から始めるのがおすすめです。

先輩方の喜びの声をお伝えします！

さて、ここで、実際に足もみをした方々から寄せられた体験レポートをご紹介しましょう。今まで一人で悩んでいた人も、これを読んでいただければ、きっと、希望の光が見えてきて元気になるでしょう。

もちろん、次はあなたがこのハッピーを味わう番です！

ハッピー体験談1

2年間の不妊治療をきっぱり中止。「足もみ」に専念したら、自然妊娠に成功しました！

池川貴子さん（仮名）40代

2年もの間、不妊治療を続けていたときに、「足もみ」で友人が妊娠したと聞き、すがる思いで「足健道」に駆《か》けこみました。

私の足に触れたとたん、田辺先生は「ふくらはぎが、とてもかたいですね」と驚き、「とにかく、冷えをとることが先決です」とおっしゃいました。

当時の私は、**頭痛、難聴、蓄膿《ちくのう》症、肩コリ、腰痛、坐骨《ざこつ》神経痛、むくみ、不眠**と、たくさんの不調を抱えており、肩コリは、ひどくなると吐き気がするほどでした。ところが**施術を受けるとすぐに身体がポカポカしてきた**ので、その即効性に感激。迷わず田辺先生のところに通うことを決めました。

当初は、不妊治療の一環として通い始めたのです。ところが田辺先生から、「あせらず、心にも身体にも十分にエネルギーを充電してから、不妊治療に挑戦してみては?」とアドバイスいただき、まず自分自身の健康をとり戻すことに専念することにしたのです。

そして思いきって不妊治療もやめました。

家でも「足もみ」を欠かさず、レッグウォーマーとネックウォーマーと腹巻をして、食事も、身体を温める食材を積極的に食べていました。

すると次第に平熱が上がり、夜もぐっすり眠れるようになり、頭痛や難聴・便秘も改善、肩コリもラクになっていったのです。

不妊治療のストレスで疲れきっていた心も元気になっていき、それまで赤ちゃんのことで頭がいっぱいだったのが、だんだん自分のために時間を使えるようになり、毎日が充実し始めました。

自然に妊娠できたことを知ったのは、そんなころです! 今は毎日、子育てに大忙しですが、「足もみ」のお陰で、疲れ知らずに楽しくすごしています!

ハッピー
体験談2

ひどくなる一方のアトピー性皮膚《ひふ》炎が改善！ 美肌が戻り、生理も順調に。二の腕は2・7cmも細く！

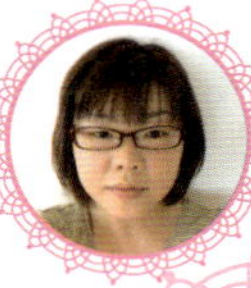

牧野眞理子さん
30代

20代のころの私は、ストレスからアトピー性皮膚炎になってしまいました。薬を塗れば治るものの、やめればすぐに再発し、そのたびに症状はひどくなる一方で、皮膚にかきむしった傷跡が黒ずんで残るようになりました。ついには顔にまで広がっていき、泣きたくなるような憂うつで不安な毎日を送っていました。

「足健道」とご縁をいただいたのは、そんなときです。田辺先生の施術をたった一度受けただけで、身体がスッキリ軽くなって「これはいい！」と感激し、すぐにプロ養成講座の受講を決めたのです。

資格取得の勉強に励《はげ》みながら、**毎日「足もみ」を続けるうちに、ほどなく便通**

が改善され、軽石でこすってもガサガサしていた頑固な足の裏の角質もツルツルに！　外側ではなく、内側の問題だったと気づきました。

また、低かった**基礎体温も36度台をキープできるようになったころ、不順だった生理の周期もきちっと整いました。**

そして、悩みの種だったアトピーも回復に向かい、肌がみるみるキレイになっていき、気づいたら、薬を塗る必要がなくなっていたのです！

「足健道」との出会いから7年がたった今でもアトピーが再発することはなく、市販の基礎化粧品も心配なく使えるようになりました。毎日の「足もみ」で、老廃物がすっかりでていっているからでしょう。現在、この実体験を多くの人に伝えたくて、「足健道」インストラクターとして活動しています。

ハッピー
体験談3

重度の冷えと生理痛が完治。赤ちゃんの夜泣きもおさまった！

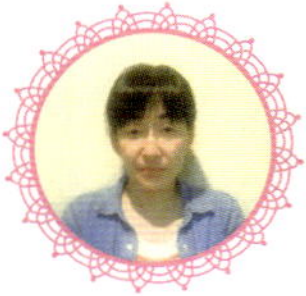

柘植裕起子さん
34歳

20代のころは、薬を飲まずにはいられないほど重い生理痛に苦しんでおり、毎月の生理が恐怖ですらありました。

当時、田辺先生に教えてもらった通りに「足もみ」を続けてみると、手や足の指先にまで血液がめぐっているのを感じるようになり、それにつれて生理痛も軽くなっていき、薬もいらなくなったのです。

その後、30歳で結婚して妊娠したものの、すぐに流産してしまいました。思い当たった理由は、体調がよくなったせいで「足もみ」を忘れてしまったこと。

慌てて**「足もみ」を再開したら、すぐに再び妊娠できました！**

妊娠中に驚いたのは、逆子《さかご》だった赤ちゃんが、田辺先生が「足もみ」をしたら治ったことです！　先生の施術を受けると、おなかの中の赤ちゃんがとても嬉しそうに、「ピクッ、ピクッ」と動いているのがわかるのです。

「お母さんが気持ちいいと、赤ちゃんも気持ちがいいんですよ。まさに一心同体ですね♪」と田辺先生におっしゃっていただき、幸せな気持ちになりました。

実は、「足もみ」の恩恵はまだまだあります。

その後、無事に生まれたわが子の激しい夜泣きに困りはてていたら、これも田辺先生が教えてくれた**「赤ちゃん用の『足もみ』」で解決**したのです！

健康に自信が持てると、子育ても余裕を持って楽しくできます。

「足もみ」に出会えて本当に私はラッキーでした。

ハッピー体験談4

つらい更年期症状、パニック障害から解放され、20歳も若くキレイになったと評判に！

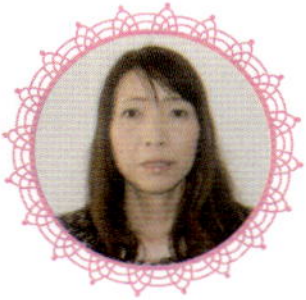

関川眞由美さん
50代

40代半ばから、偏《へん》頭《ず》痛《つう》、パニック障害、むくみ、ふくらはぎの激痛、不眠など、様々な不調に悩み、更年期を迎えたことに落ちこむ日々が続いていました。

50歳をすぎると、それまで以上に疲れやすくなり、ストレスによる体調不良に苦しむ憂うつな日々を送っていました。

そんなある日、職場の同僚から「足健道」を紹介されたのです。正直、半信半疑でしたが、施術後はもちろん、教わった通りに自分でもんだあとも、頭や足の痛みが引いたことにビックリして以来、「足もみ」のとりこになりました。

田辺先生は、施術のたびに**「時間はかかっても、必ず回復して元気になりますよ」**と声をかけてくださり、とても安心したのを覚えています。

そして、**それは事実でした。**

週に1度の「足もみ」生活が4カ月をすぎたころ、体調がすっかり改善されて、腰痛や偏頭痛、不安によるパニック障害もすべてなくなり、夢のようでした。

田辺先生からは、「初めてお会いしたときの雰囲気が嘘《うそ》のよう。とっても元気ハツラツになりましたね」といっていただき、友人や同僚からも、「キレイになったね！」と褒《ほ》められています。

Chapter 2

実践「足もみ」
「もみ方のルール」と注意点

このポイントを知れば、
今すぐ、誰でも始められます！

さっそく、すべての女性の強い味方、
「足もみ」を実践してみましょう。
具体的なもみ方や、効果を高めるルール、
楽しく続けるコツも、ぜひ参考にしてください。

現在のコンディションを書きだしたら、スタートしましょう！

「まさか、本当!?」と思われるでしょうが、**「体調の変化は、まず足にあらわれる」**、長年足を見てきて、そう強く感じています。

たとえば、肝臓はものをいわない臓器といわれ、悪くなっていても痛みや症状がないので発見しにくいのです。そして、いざ、発見したときはすでに手遅れとなっている……。

でも実は、足には、その不調のサインは事前にでています。

反射区をもむと、激痛が走るとか、むくみ、腫《は》れ、皮膚のカサつき、爪の変形など、気づきやすい変化があります。

そう、毎日、足を見ていれば、体内の異変は早期に察知できると感じます。足のチェックは「早期発見」のカギなのです。

以前、目の反射区をもむと、ものすごく痛がる人がいたので、眼科を受診するようすすめたところ、緑内障を早期発見できた事例もあります。

緑内障は、徐々に視野が欠けていく病気であり、自分では発見しにくい病気の代表例です。「足もみ」による早期発見の好事例でしょう。

こうした変化を確認するため、「足もみ」を始める前に、52ページの**「足の状態・記録シート」**にあなたの現在の足の状態を記録しましょう。

ふくらはぎや、足裏、皮膚や爪の様子など、すみずみまで観察しましょう。

足の色、温度、かたさはどうですか？

ピンク色なのか、白っぽいのか、温かいか、冷えているか？

足首、ふくらはぎ、太もものサイズも計測しておいて、足の写真も撮っておきましょう。正面、足裏、かかとなど、いろいろな角度から写しておくと、1カ月、2カ月後の変化が面白いほどよくわかります。

自分だけのカルテをつくろう！

次に、「足もみ」をしてから、どこがどれだけ改善したかをしっかり確認するため、スタート時の体調を53ページの**「セルフカウンセリングシート」**に記録しておきましょう。

現在、抱えている不調や病気のほか、不調の始まった日、痛みの度合い、不調の原因と思われることも記入します。

もんだ箇所と回数も記録しておくと、どこをもめばいつも快調でいられるかといった、自分のポイントを把握《はあく》することができます。

記入例

5月1日　頭痛がする。薬を飲みたくなるほど。ずっとだるくて肩や首のコリもひどい。疲れがたまっているせいか。

「元気回復」プログラムをもみ始める。

首の反射区を押したら、痛くて声をあげてしまった。

5月8日 「元気回復」プログラム1週間経過。
頭痛、肩コリ、首コリも解消。身体が軽くなった。心なしか視力がアップした気がする。足首が1㎝も細くなった!

これで、足のツボと反射区がすべてわかります!

次ページから始まる「足のツボと反射区の大地図」には、本書で紹介しているツボと反射区の位置をすべて記載してあります。

「ツボ」とは、その名の通り、ピンポイントでの刺激が必要な場所です。

リフレクソロジーでいう**「反射区」**は、色で塗り分けてあります。

**押してみて「痛いところ」「かたいところ」「ブヨブヨしているところ」があれ

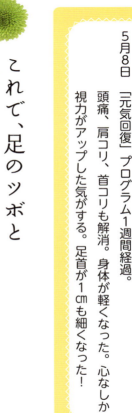

ば、大地図の該当箇所に印をつけましょう。

そして、その印がついた場所に記されている身体の部分に注目してください。

そこが現在、弱って疲れている部分だと考えられます。

また、「痛み」＝「病気」だととらえて不安になってしまう方もいますが、たんに疲れているという場合もあります。慌てずに、まずは、年齢÷10の期間もみ続けてみてください。それでもまったく痛みがとれず、気になる症状と一致するようなら、医療機関の受診も検討しましょう。

大事にいたらなくてすみます。

足のツボと反射区の大地図

ツボ

- 5 隠白《いんぱく》
- 11 大敦《だいとん》
- 12 行間《こうかん》
- 13 太衝《たいしょう》
- 14 中封《ちゅうほう》
- 15 商丘《しょうきゅう》
- 16 麗兌《れいだ》
- 17 内庭《ないてい》
- 18 衝陽《しょうよう》
- 19 解谿《かいけい》
- 20 竅影《きょういん》
- 21 侠谿《きょうけい》
- 22 地五会《ちごえ》
- 23 臨泣《りんきゅう》
- 24 丘墟《きゅうきょ》
- 25 至隠《しいん》

足の甲にあるツボと反射区

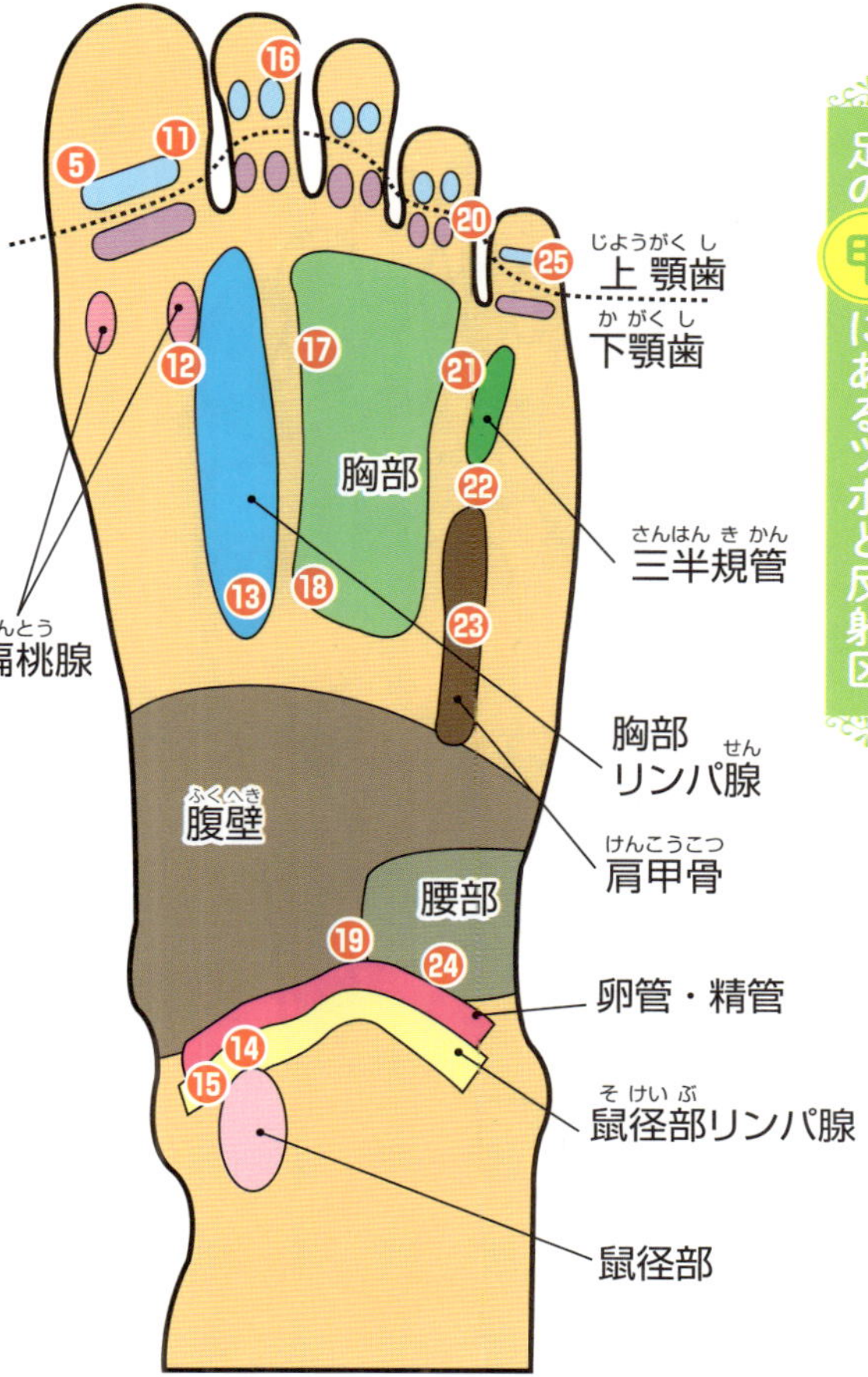

足の甲のツボと反射区は左右とも同じ。足の甲は皮膚のすぐ下に筋や骨があるため、痛みを感じやすい場所。力を入れすぎないように刺激する。

左 足裏のツボと反射区

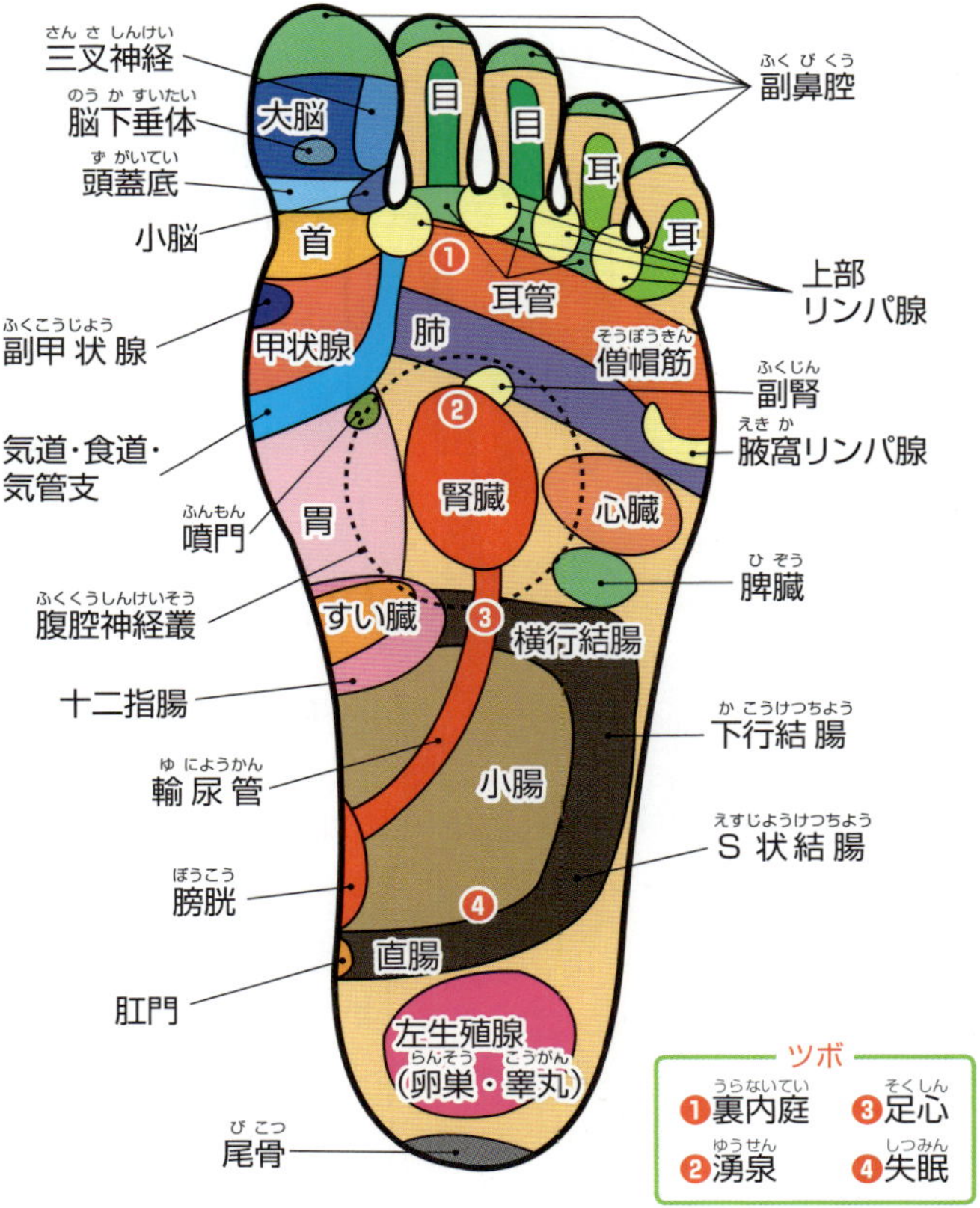

反射区の場所は色分けして紹介している。ツボはその場所に番号をふり、反射区と区別して明記している。

右 足裏のツボと反射区

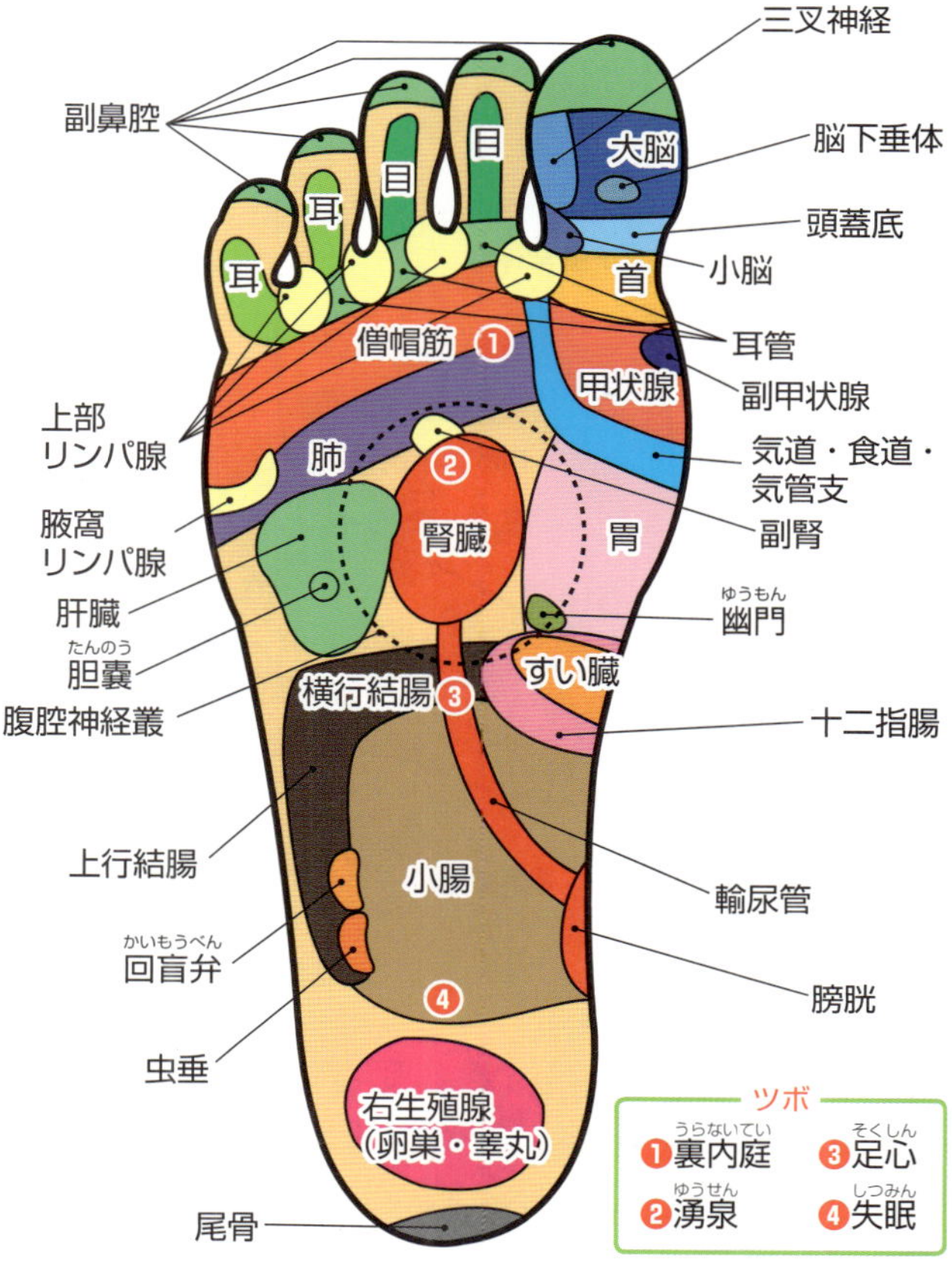

右足と左足では、ツボの位置と反射区に多少違いがある。もむ前に確認しよう。

足の内側のツボと反射区

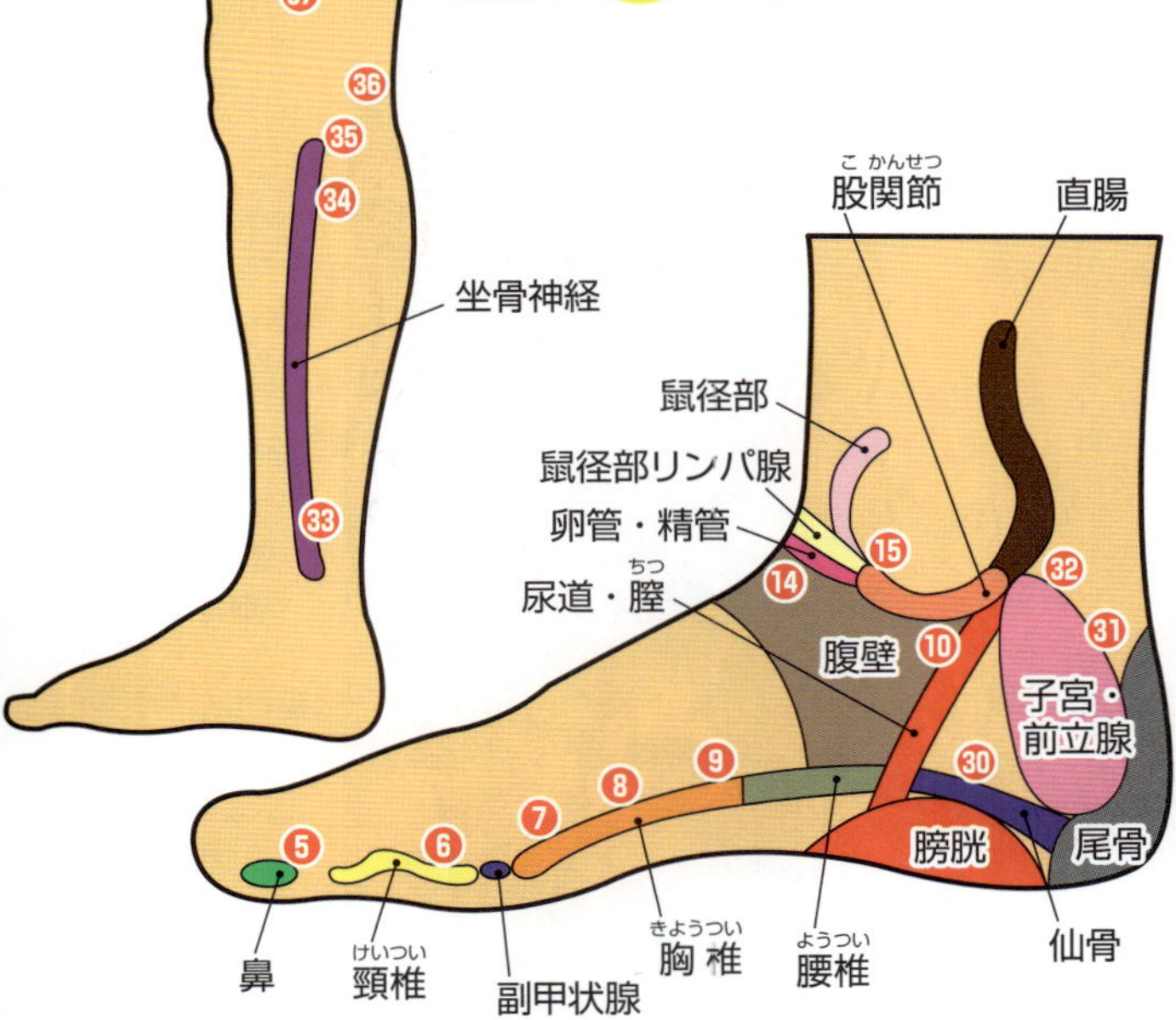

ツボ

5 隠白《いんぱく》	9 然谷《ねんこく》	30 水泉《すいせん》	34 陰陵泉《いんりょうせん》
6 大都《たいと》	10 照海《しょうかい》	31 大鐘《だいしょう》	35 曲泉《きょくせん》
7 太白《たいはく》	14 中封《ちゅうほう》	32 太谿《たいけい》	36 委中《いちゅう》
8 公孫《こうそん》	15 商丘《しょうきゅう》	33 三陰交《さんいんこう》	37 血海《けつかい》

足の内側は、つちふまずからつま先にかけてツボが集中している。特に、くるぶし周辺は重要なツボが多い。

足の外側のツボと反射区

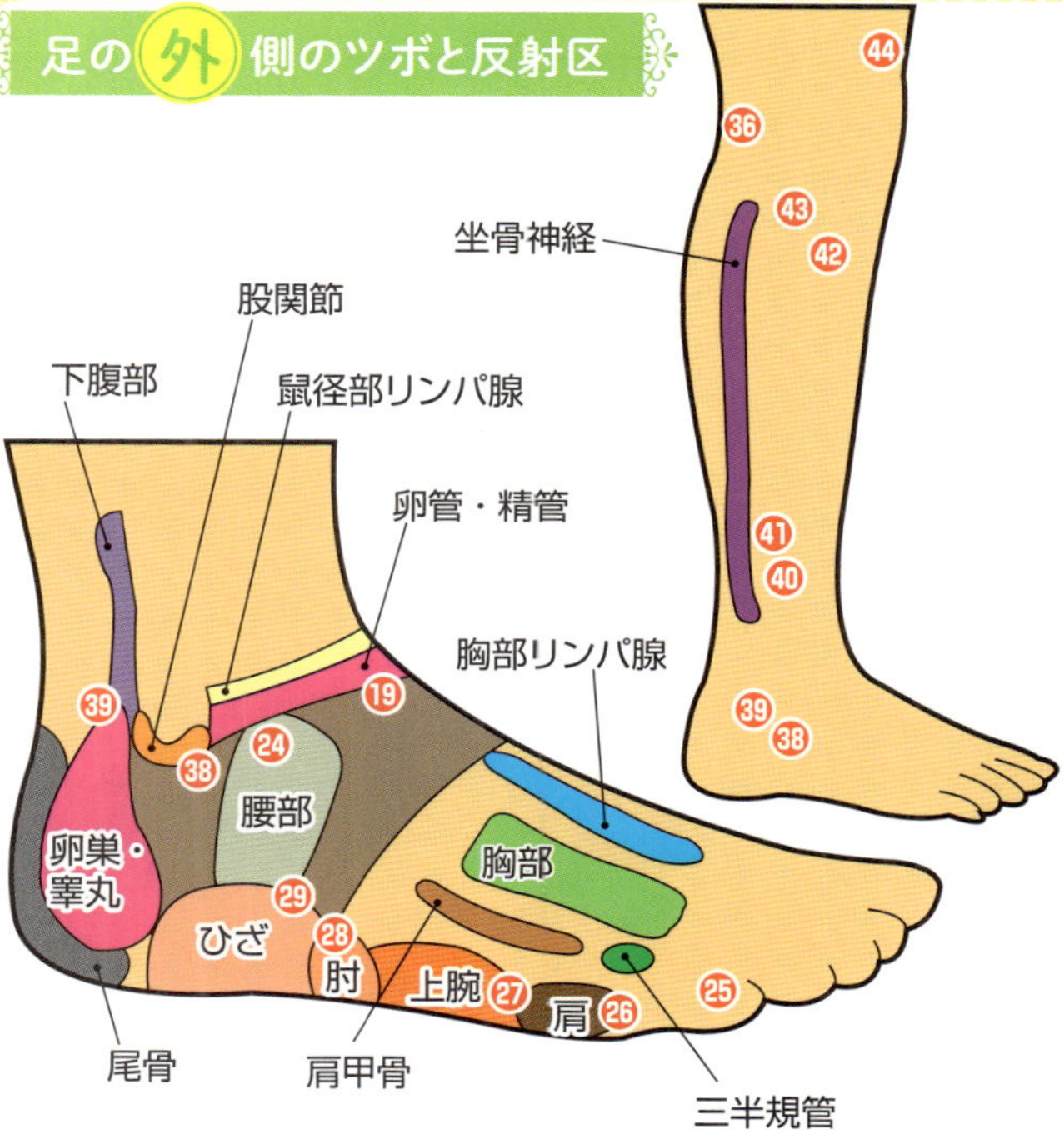

ツボ

- ⑲解谿《かいけい》
- ㉔丘墟《きゅうきょ》
- ㉕至陰《しいん》
- ㉖通谷《つうこく》
- ㉗束骨《そっこつ》
- ㉘京骨《けいこつ》
- ㉙金門《きんもん》
- ㊱委中《いちゅう》
- ㉝申脈《しんみゃく》
- ㊴崑崙《こんろん》
- ㊵懸鐘《けんしょう》
- ㊶陽輔《ようほ》
- ㊷足三里《あしさんり》
- ㊸陽陵泉《ようりょうせん》
- ㊹梁丘《りょうきゅう》

ややもみにくく感じる足の外側は、マッサージ棒を使って行なってもよい。

足の状態・記録シート

2018年4月20日

変身した未来の自分をお楽しみに！

状態			1カ月後	2カ月後	3カ月後
太さ	足首	右 23 cm			
		左 23 cm			
	ふくらはぎ	右 36.5 cm			
		左 37.5 cm			
	太もも	右 48.5 cm			
		左 50.5 cm			
色	きれいな桃色				
	血の気がない（白っぽい）				
	赤紫色				
	赤黒い				
	黄色っぽい				
温度	・冷えている〈強・中・少〉				
	〈全体的　指先　かかと〉				
	・ほてりがある				
かたさ	かたい	ふくらはぎ			
	ハリがある				
	むくんでいる	ふくらはぎ 太もも			
	シワシワ				
	やわらかい				

4/20

セルフカウンセリングシート 2018年4月20日

細かく書くほど、あとで面白い！

病気・不調	時期（いつから？）	状態（どう痛むのか？）
肩コリ・五十肩	10年前	
むち打ち症		
背中痛		
腰痛		
坐骨神経痛		
ひざ痛		
ひじ痛		
関節炎		
腱鞘炎		
視力低下		
耳鳴り		
難聴	5、6年前から補聴器	
頭痛		
副鼻腔炎	ずっと	
不眠症		
便秘・下痢		
虚弱体質		
高血圧		
低血圧		
糖尿病	3年前。	
気管支炎		
心筋梗塞		
胃炎		
生理不順		
タコ・魚の目	左足親指つけね	
風邪を引きやすい		
やる気が起きない		
疲れている		
コリがある場所：背中・腕・手首・腰・尻・太もも・ふくらはぎ	肩、腕、耳周辺、首。ふくらはぎ	
その他		

目標の改善期間＝年齢÷10≒6カ月

2018年9月〜10月ごろ

もみ方は、シンプルにたった5種類だけ！

「足健道」のテクニックは驚くほど簡単！　次の5つを覚えるだけでOKです。

もみ方1 ピンポイントで集中的にツボを刺激「鋭角《えいかく》プッシュ」

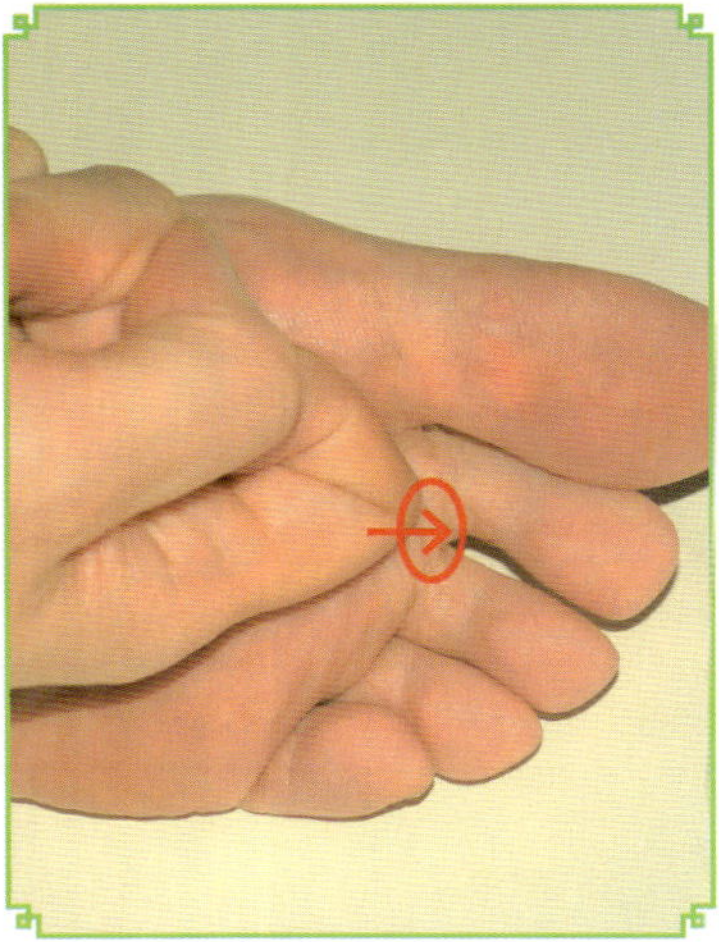

人差し指を曲げて突起した関節部分でツボを刺激する。押す力が一点に集中するので、腕力がなくても効率的に刺激できる。ただし、ツボに関連する身体の部位に異常があると激痛が走るので、最初は弱めに、少しずつ力を入れていく。

もみ方2 広範囲をしっかり刺激できる「鋭角スライド」

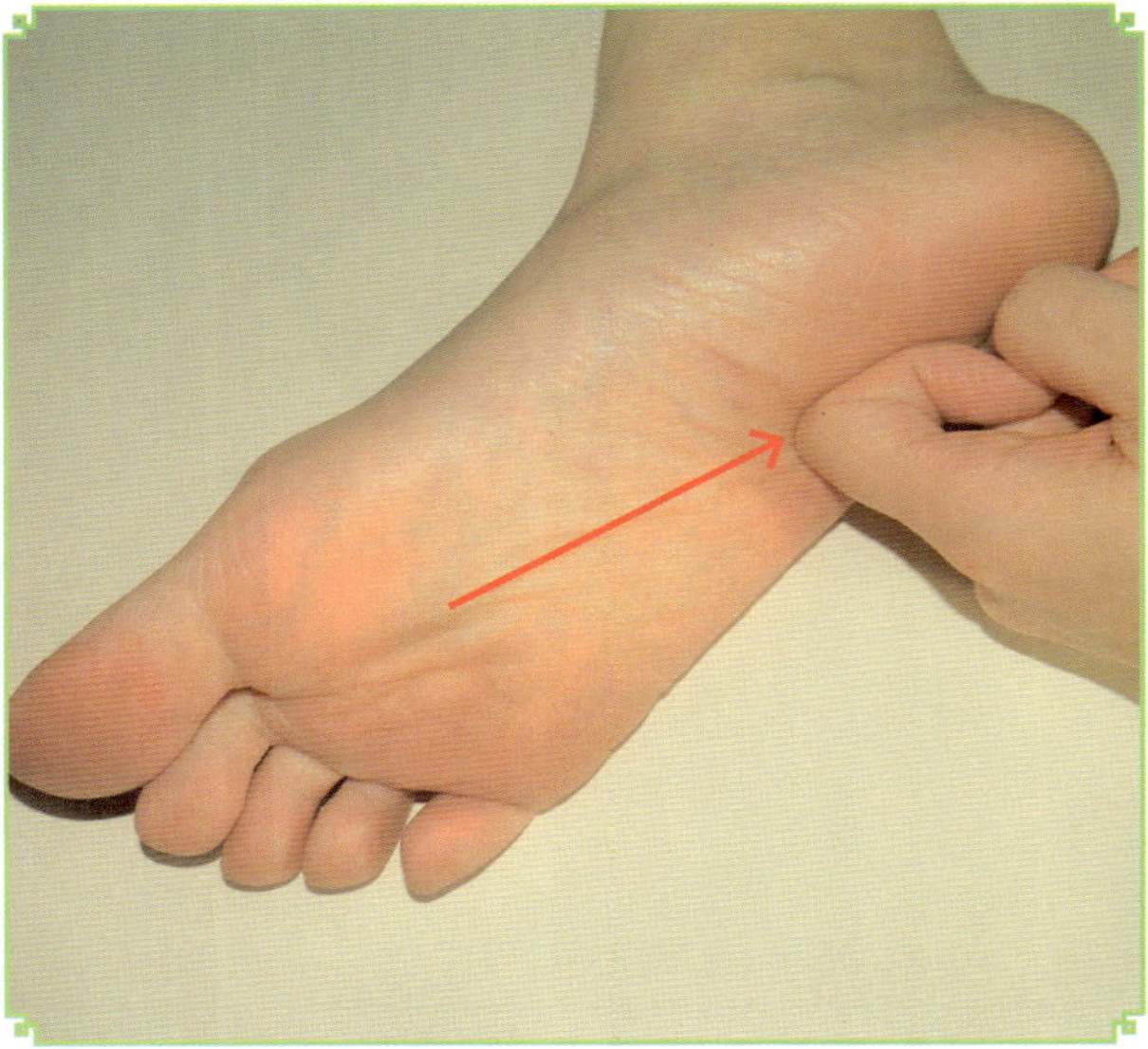

人差し指を曲げて鋭角に突起した関節部分で、皮膚の上をすべらせる。
老廃物が固まっているところは激痛を感じるため、力を加減しながら行なう。

もみ方3 ソフトにツボを刺激「親指プッシュ」

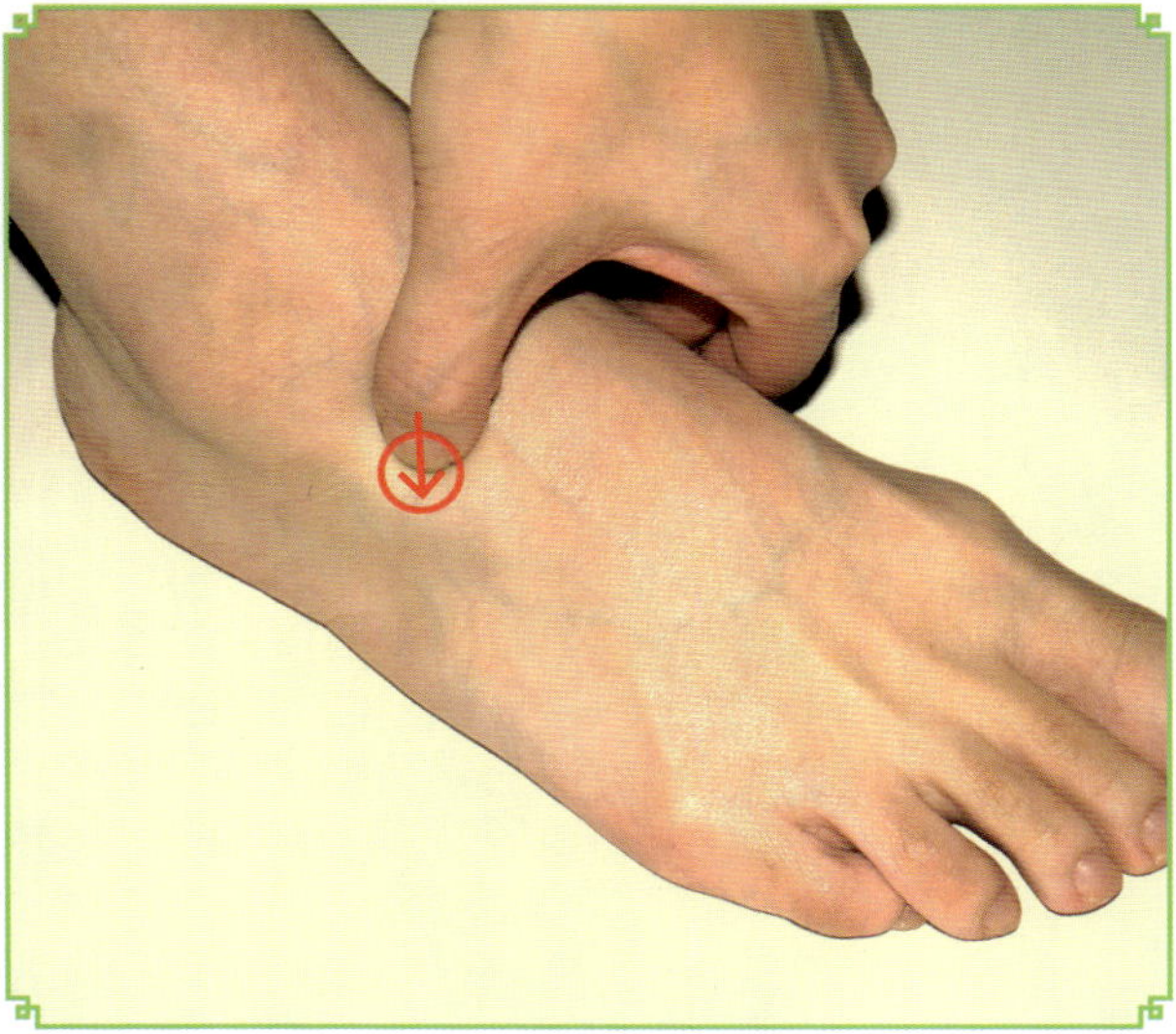

手の親指に力を入れて刺激を与える。
「鋭角プッシュ」だと痛い部分にはこの手法を使うと、ほどよい「イタ気持ちよさ」が感じられる。健康状態がよくなるにつれ、痛みは減っていく。

もみ方4 広範囲をやさしく刺激「親指スライド」

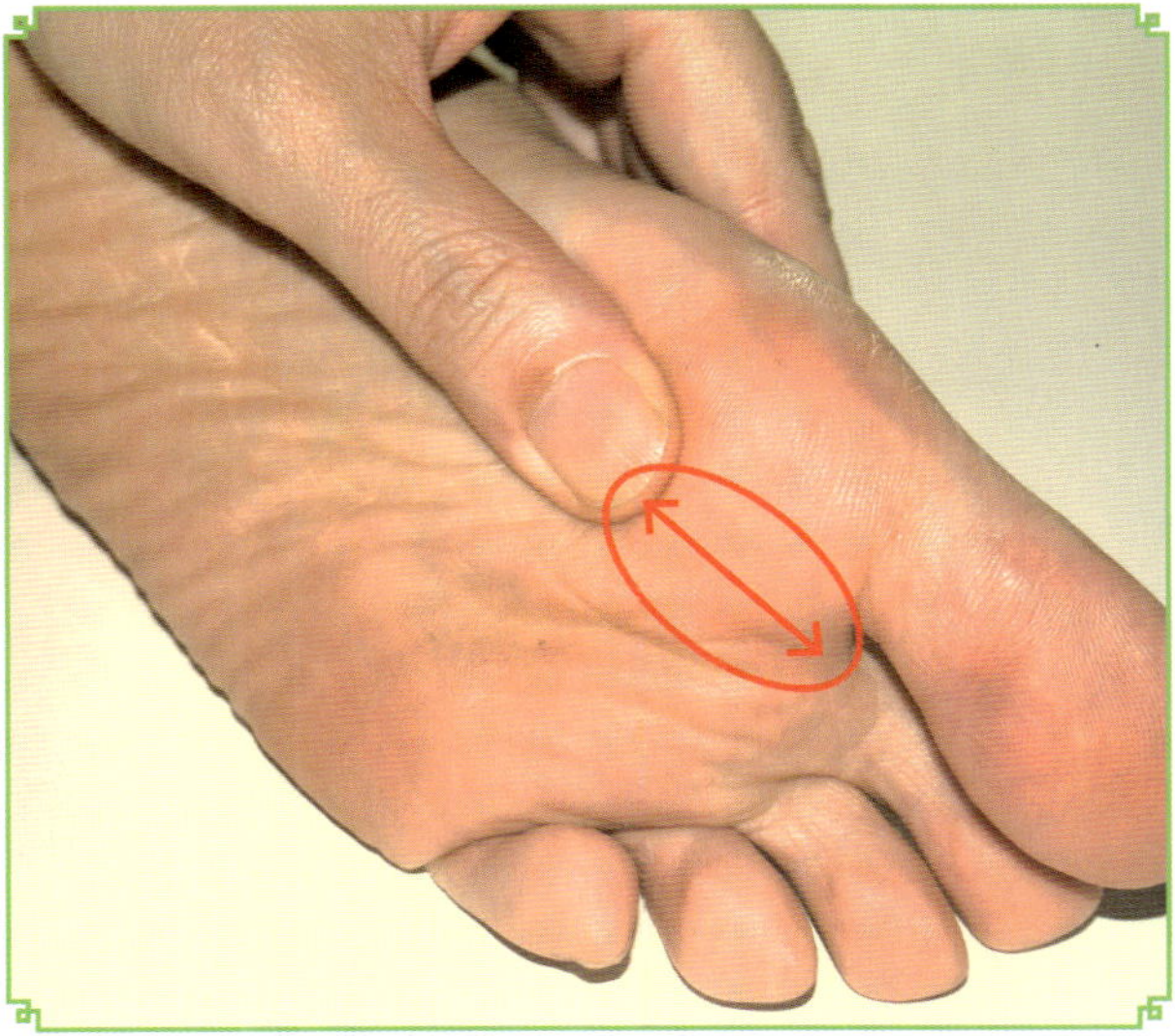

親指の腹の部分で圧を加えながら、施術範囲をゆっくりすべらせていく。
鋭角スライドより刺激がソフトなので、骨や筋のすぐ上にあって痛みを感じやすい反射区を刺激するのに最適。

もみ方5 じんわり深く刺激する「安定圧」

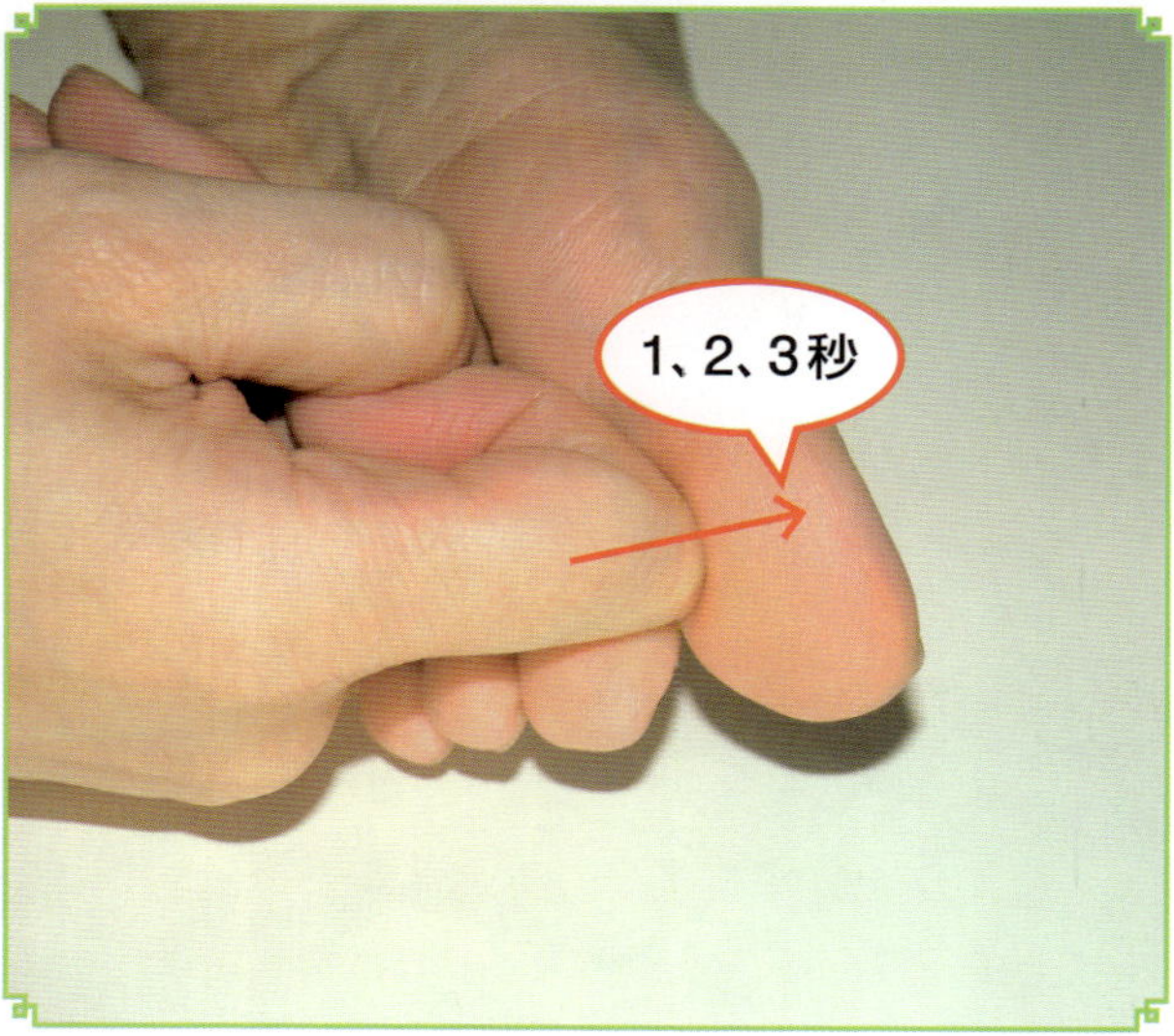

３秒間、一定の力で押し続けること。
強すぎず弱すぎず「イタ気持ちいい」力で押すと、副交感神経に働き、リラックス効果を招く。
押すと強く痛むところや、かたいところは老廃物がたまっているので、さらに３回繰り返し安定圧をかけると、より効果が上がる。

どのくらい続ければよくなるの？ 体質改善までの目安期間は？

東洋医学では、身体の不調を根本から治すには3カ月間かかるといいます。全身の細胞がちょうどすべて入れ替わるのに、ほぼ3カ月かかるという理由から、このようにいわれています。

しかし15年にわたり、19000人もの身体を診《み》てきた私の経験では、**改善までにかかる時間は、年齢によって大きく変わる**と実感しています。

同じ症状でも、10歳の子供の場合、1カ月もかからず回復するケースが多くあります。

反対に、50歳、60歳と年齢を重ねた人の場合は、3カ月ではたりず、5〜6カ月の期間が必要でした。年齢が若いほど回復も早い傾向があります。

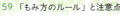

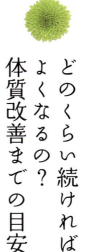

こうした経験から私は、改善までの期間は**「年齢÷10」**と考えています。

30歳の人なら30÷10で3カ月。
40歳なら、4カ月。

「え、そんなにかかるの？」と思われるかもしれませんが、この間ずっと不調が続くわけではありません。もんだ直後に足は軽くなりますし、数日もむだけでも気になっていた痛みが軽くなるほか、思いがけないところがスッキリするなど、いろいろな楽しみが、いくつも味わえます。

日々、そうした楽しみを見つけていたら、数カ月なんてあっという間です！

ドキリとしなくて大丈夫。「好転反応」は回復のサイン。身体が目覚めた証拠！

「足もみ」を4、5日間続けると、「好転反応」が起こり始めます。

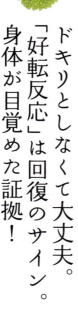

これは身体に蓄積されていた老廃物や毒素が体外へ排出される際に起こる、一時的な反応です。**体質改善が始まったサインであり、老廃物などの排泄《はいせつ》が終わればおさまります**ので心配いりません。

主な好転反応の具体例

❶尿の量がふえ、色やにおいが強くなる

「足もみ」によって動きだした毒素や老廃物の一部が尿として排泄されるため、尿の色が濃くなり、においが強くなることがあります。

❷便や鼻水など、排泄物の量がふえる

大便、鼻水、耳垢《あか》、痰《たん》、目やに、おりものなど、代謝機能の活性化により全身(特に弱った部分)から、大量の排泄物が一時的に発生します。

❸眠くなる、のどが渇く

血液の循環がよくなると発汗が促され、リラックス作用が起こります。身体のサインにしたがって、十分な水分と睡眠をとってください。眠っている間に、毒素の排泄が進みます。疲れている人に起こります。

❹しびれがでる

血液の循環が悪かったところに、急激に血液が流れこむために、しびれを感じることがあります。正座をほどいたときと同じような現象が起きたためで、時間の経過とともに解消されます。特に血流が低下している人に起こります。

❺微熱がでる

「足もみ」によって血液中に流れだした老廃物が、免疫システムの異物と見なされると、発熱することがあります。免疫力が低下している人に起こります。2、

3日でおさまるので、解熱剤は飲まないでください。

❻かゆみ・湿疹《しっしん》がでる

排泄機能が弱っている場合や、薬を多く飲んでいる場合、皮膚にかゆみや湿疹がでることがあります。毒素や老廃物は、皮膚からも排出されるからです。かゆみ止めの薬は塗らずに、1週間ほど我慢しましょう。

❼青あざができる（皮下血腫）

運動不足の方や血流の悪い人は、毛細血管が細く、もろくなっています。ちょっと強くもむだけで毛細血管が破損し、内出血による青あざができることがあります。しかし、心配はいりません。毛細血管には再生力があり、これまでよりも強く太い血管が新しくつくられます。青あざは自然と消えていきます。

守ってほしい「6つの注意事項」

非常に効果が高い「足もみ」ですが、次の6つの項目を厳守してください。

❶満腹時は避ける

食後の身体は「消化と吸収」にエネルギーを使っています。大量の血液が胃の周辺に集まっています。そのためこのときに足をもんでも、血流改善効果や解毒効果は半減してしまいます。食後30分経過してからもむほうが効果的です。

❷「週に1回1時間」より「毎日5分」

週に1度長時間行なうより、短時間でも毎日続けるほうが効果的です。より早く効果をだしたい場合は、朝・昼・晩と1日3回実践してみましょう。

❸故障のない足からもみ始める

左右どちらの足からもんでも問題ありません。ただ、どちらかの足にケガや病気の症状があるときは、その反対側の足からもむといいでしょう。

❹もんだあとに、コップ1杯の白湯《さゆ》を飲む

足をもみ終えたら、コップ1杯の白湯を飲みましょう。「足もみ」によって動きだした老廃物を、体外に排泄しやすくします。冷たい水やスポーツドリンクは身体を冷やすので避けてください。お茶は成分を分解・吸収する必要があるので身体の負担になります。スムーズな排泄のためには、余分な成分0《ゼロ》の白湯がベスト。

❺「イタ気持ちいい刺激」を心がける

悲鳴をあげるほど強く押して筋組織や皮膚を傷つけては本末転倒。強すぎる刺激はNGです。ほどよい刺激がもっともリラックス効果や自然治癒力を高めます。

❻生理中・妊娠中ももんでいい！

妊娠初期の妊婦さんの場合は、足を踏《ふ》ん張ってしまうほどの強い刺激を与えなければ「足もみ」をしても大丈夫です。「足健道」では、安定期に入ったという医師からの確認を得た妊婦さんに施術を行なっています。

「足もみ」が楽しくなるサポートグッズも賢く活用しよう！

「手当て」という言葉があるように、手には身体を癒す力があります。ですから、自分の手でもむのが理想ですが、指に力が入らない人や、すぐに手が痛くなってしまう人は、専用の棒などを使いましょう。棒でもむと、心地よさこそ半減しますが、効果は確実に得られます。また、市販のクリームを使えば皮膚を傷めず、よりラクにツボや反射区を刺激できますし、ツルツルになります。

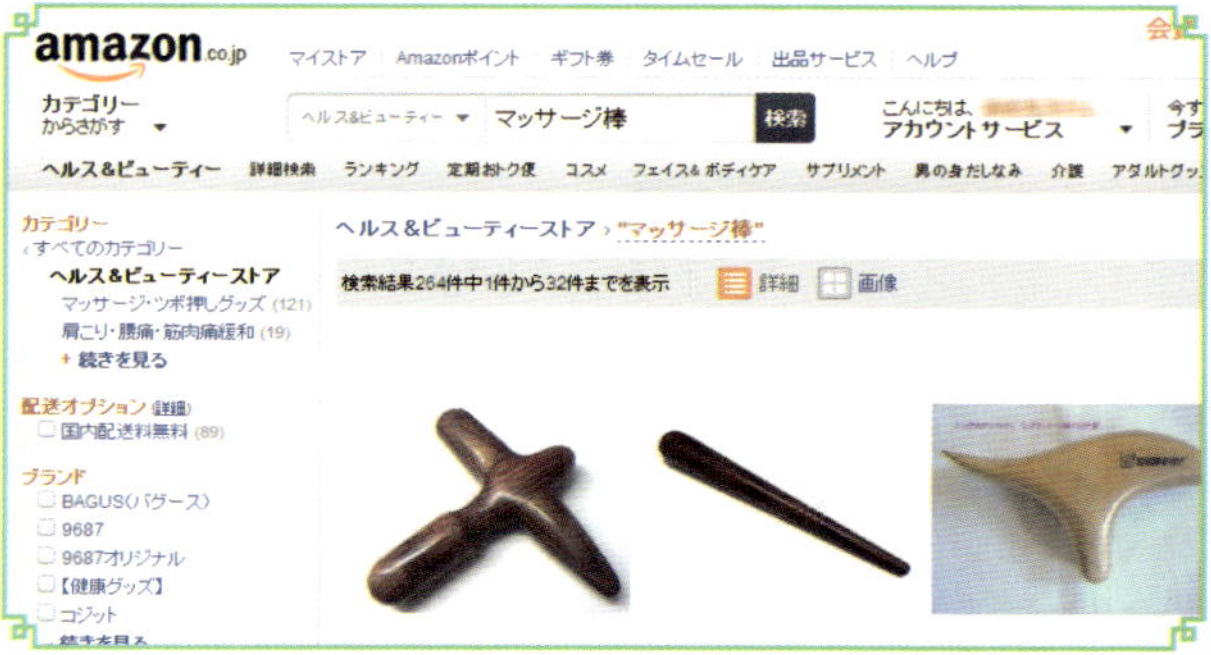

amazonで購入できる足もみ棒の一例。「マッサージ棒」で検索すると、いろいろ見つかる。価格はほとんどが1000円以下で購入できる。

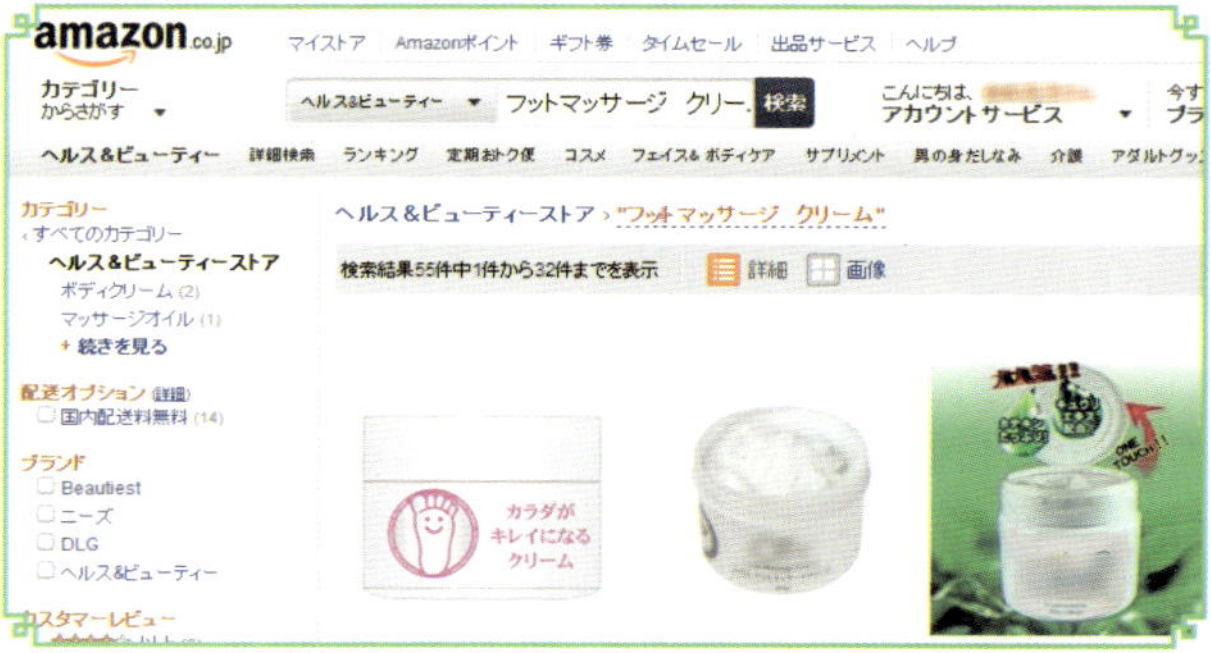

amazonで購入可能な足もみクリームの一例。「フットマッサージ クリーム」で検索すると、いろいろ見つかる。

Chapter 3

実践「足もみ」

体質改善！「元気回復」プログラム

日々の疲れやコリがスッキリとれて、
免疫力もアップ！

すべての女性の健康回復に役立つプログラムです。
健康な人はよりパワフルになり、なんとなく体調が悪い人は、
それが気にならなくなります。
秘密は「免疫力のアップ」、
そして「腸内環境の改善」にあります！

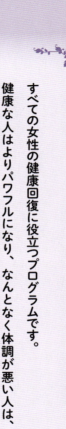

全身の大掃除「元気回復」プログラム

――全身の疲れ／肩コリ／首コリ／だるさ／頭痛／目のしょぼしょぼの解消／やる気・元気・スタミナ・免疫力のアップ／頭をスッキリさせる／整腸（便秘・下痢）／病気予防／健康増進／体質改善

なぜ、このプログラムがすべての女性の健康回復に役立つのでしょうか？

それは、次の2つのポイントを押さえているからです。このポイントを意識してもめば、確かな活力が湧いてきます。

ポイント1　上半身をくまなくほぐして、脳の血流をよくする

肩や首は脳への血流の通り道であり、ここのコリが強くなると脳への血流量が減る原因となります。ですから最初に、肩にある一番大きな筋肉、僧帽筋《そうぼうきん》をほぐして首から上の頭部への血流を改善します。

さらに、脳・目・耳・鼻・歯など、頭部周辺の反射区が集まるすべての指をもみほぐすことで、各器官の疲れを入念にとりのぞいていきます。

脳や上半身の血流を促進させる一番効率のいい方法は、脳から一番離れたところにあり、一見、脳とは関係ないように見える〝足の先端〟をもむことなのです。

ポイント2　デトックス効果を高めるため、小腸・大腸を活性化させる

小腸・大腸は、食べたものを消化吸収するほかに、身体に害があるものとないものを選別し、悪いものを排除して命を守るという働きがあります。

これを腸管免疫システムといいます。体内で最大の免疫器官です。**この働きを、足裏の小腸・大腸の反射区を刺激して活性化させることができます。**

また、300～500種類もあり、100兆個を超える腸内細菌のバランスを整えれば、花粉症や糖尿病のインスリンをコントロールできるともいわれます。

それでは実際に、次の①～⑨の反射区をもみ、ツボを押していきましょう。

1 首の反射区

親指プッシュ＋親指スライド

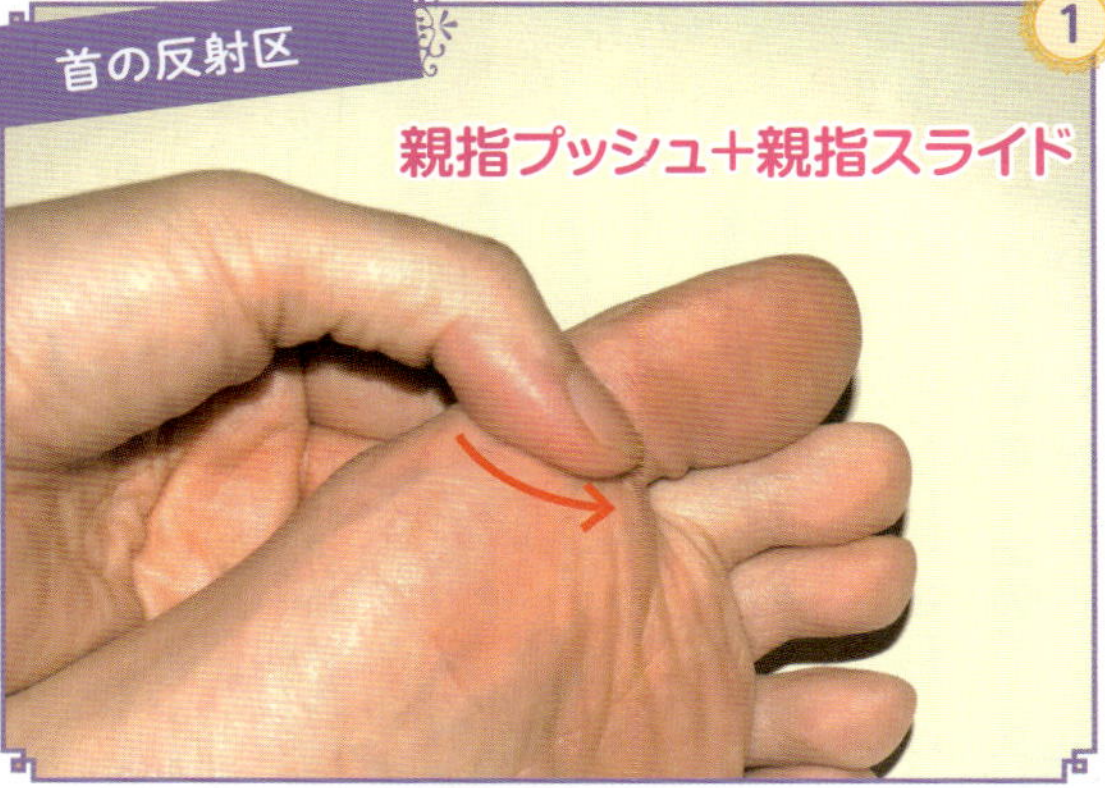

親指側面にイタ気持ちいい圧をかける。そのままの圧をかけながら親指の裏まですべらせる。

2 肩の僧帽筋《そうぼうきん》の反射区

鋭角スライド

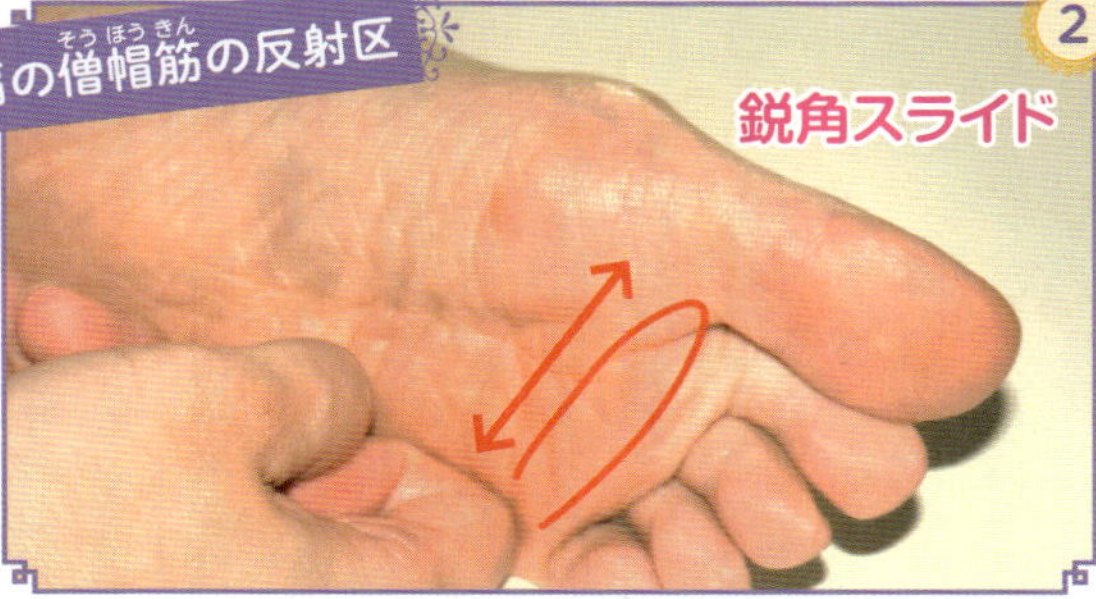

足裏の人差し指から小指にかけて、指の根元にある帯状の反射区が僧帽筋の反射区。手指の鋭角をすべらせながら刺激する。

全指(1・2・3・4・5)を回す(頭・目・耳の反射区)　3

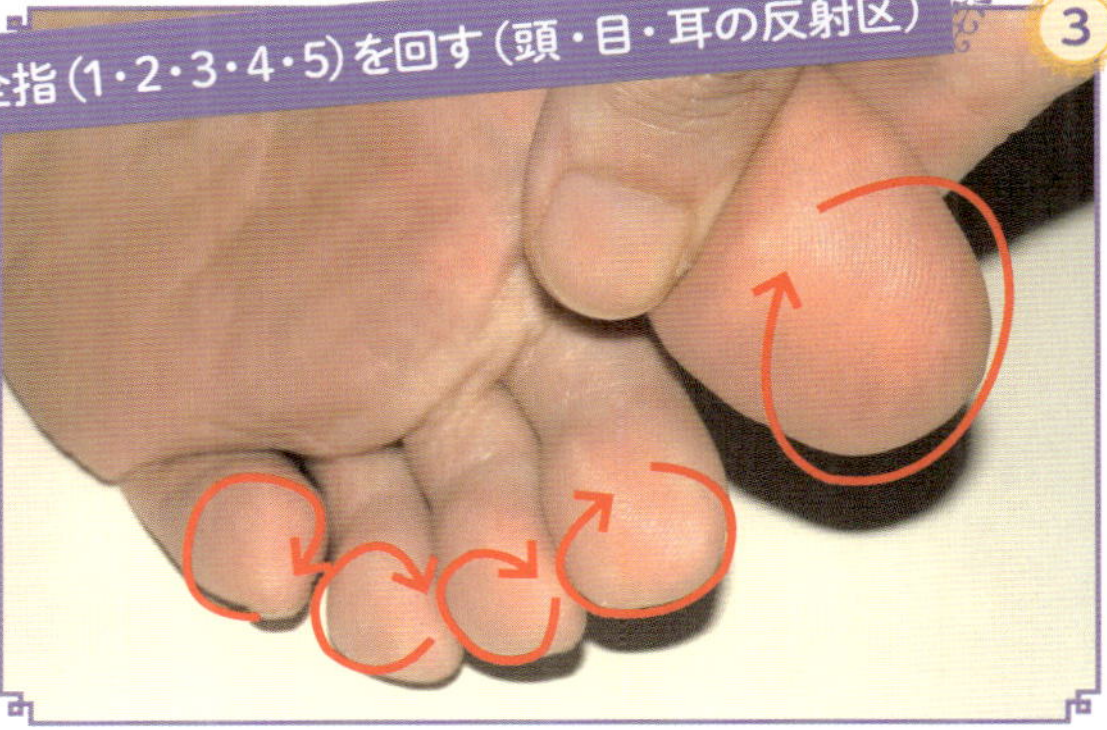

足の指をつけ根にグイッと押しこむようにして、手の指をつけ根に当てて左右に10回ずつ回す。末梢神経が活性化し、脳の血流もよくなる。

上部リンパ腺《せん》の反射区　4

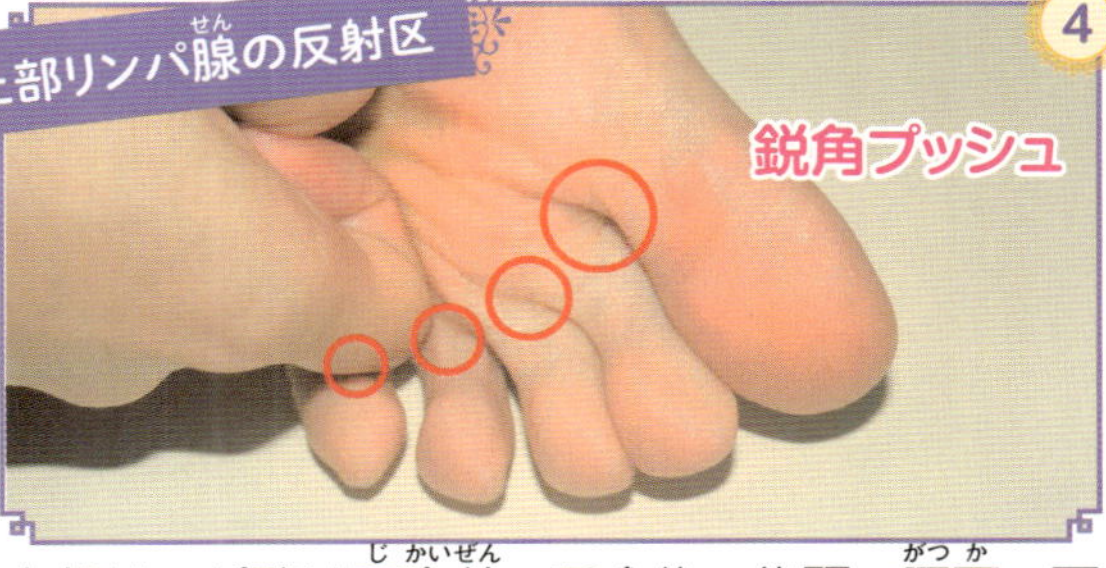

上部リンパ腺は耳介前《じかいぜん》、耳介後・後頭・顎下《がっか》・扁桃腺など首から頭蓋骨につながるリンパ節のこと。リンパ腺は免疫系に関係。足裏の指と指の間のつけ根に向かって、３秒間の安定圧をかける。

5

胸部リンパ腺の反射区

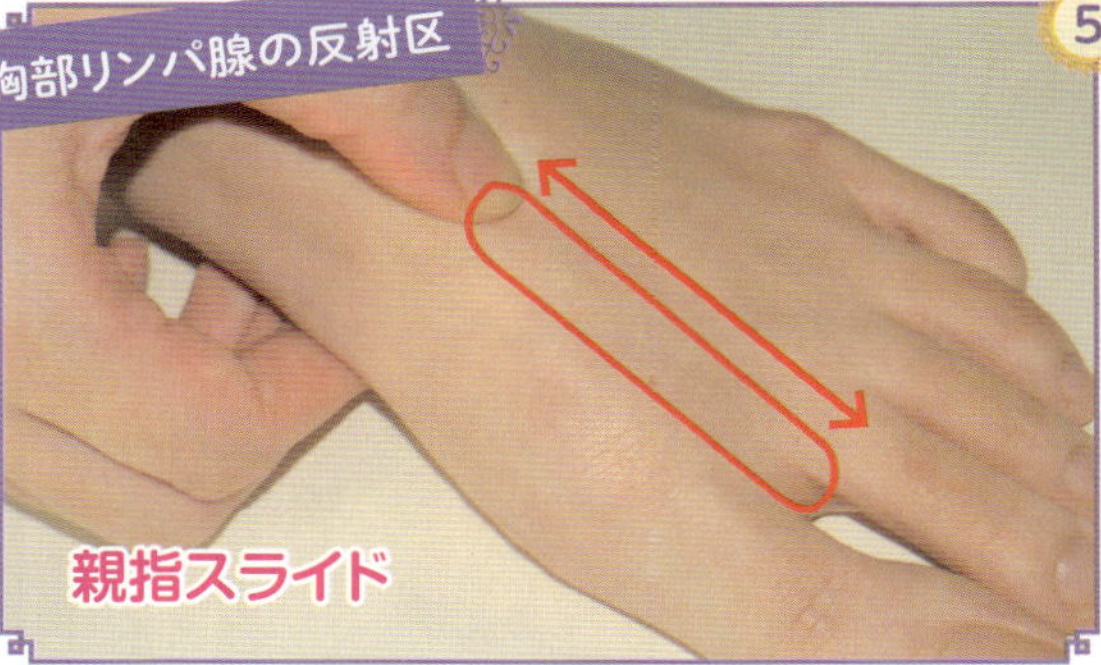

胸部リンパ腺は肺・鎖骨《さこつ》につながるリンパ節。足の甲の親指と人差し指の間を刺激する。骨と骨の間にモッコリとしたしこりがある場合は、強い痛みを感じるので、力を加減しながらつぶしていく。

腋窩《えきか》リンパ腺の反射区

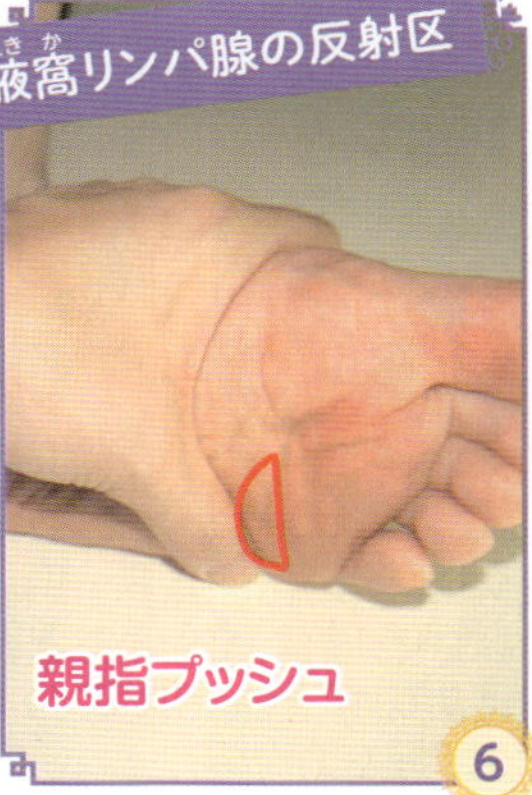

脇の下のリンパ節。リンパには、老廃物を回収して運ぶ「下水道」のような排泄機能と、細菌やウイルスを退治して傷ついた細胞を修復する「免疫機能」があるので、「がん予防」にも関係してくる。
足の小指のつけ根の下にある骨のきわに、手の親指を食いこませるように３秒間の安定圧をかける。

横行《おうこう》結腸《けつちょう》/下行《かこう》結腸/S状《えすじょう》結腸/直腸/小腸の反射区

7

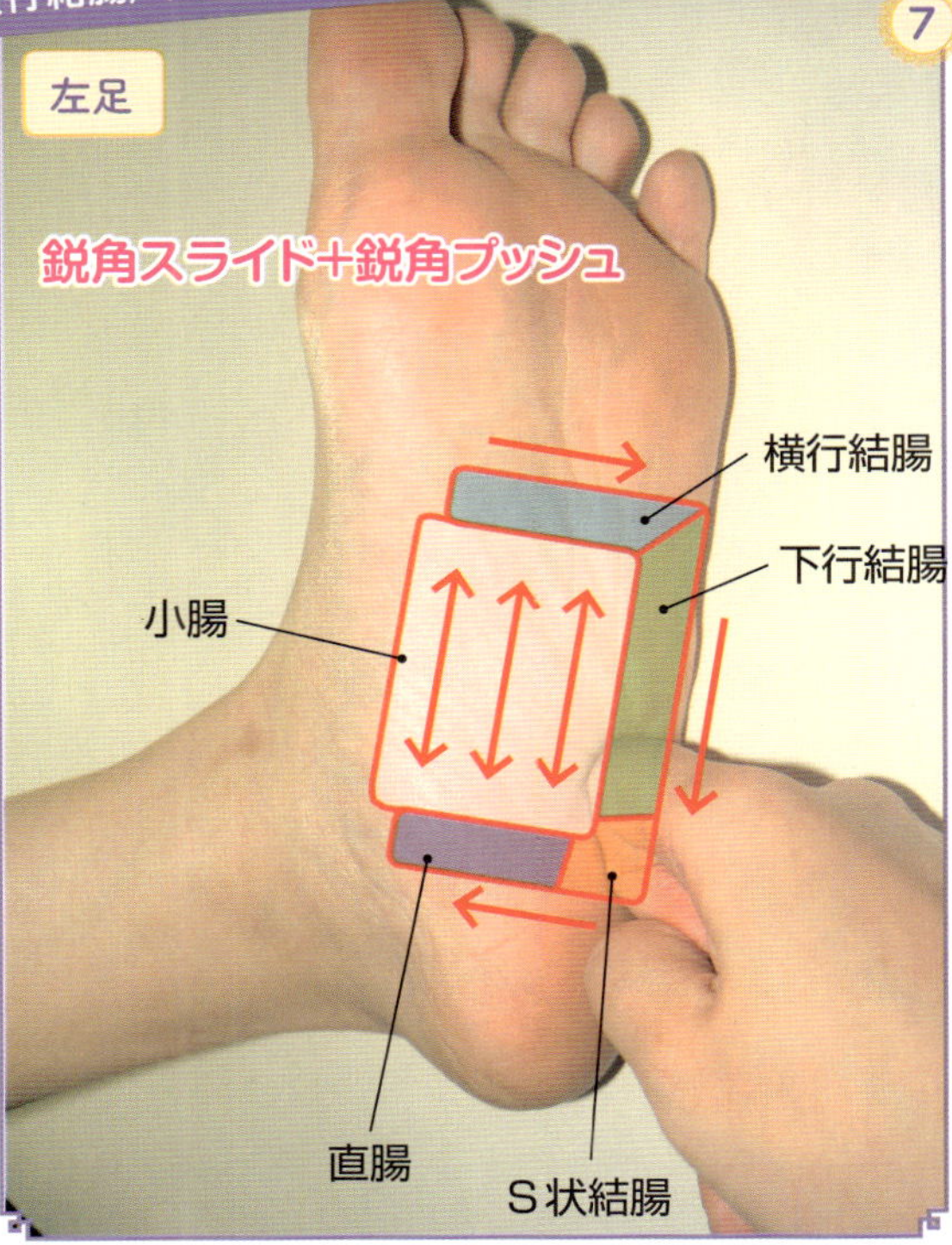

横行結腸・下行結腸・S状結腸・直腸を鋭角スライドですべらせて、小腸の反射区全体を上下にゴリゴリとしごいてから、かたいところ、腫れているところ、痛いところに3秒間の安定圧をかける。

虫垂《ちゅうすい》/回盲弁《かいもうべん》/上行《じょうこう》結腸/横行《おうこう》結腸/小腸の反射区

8

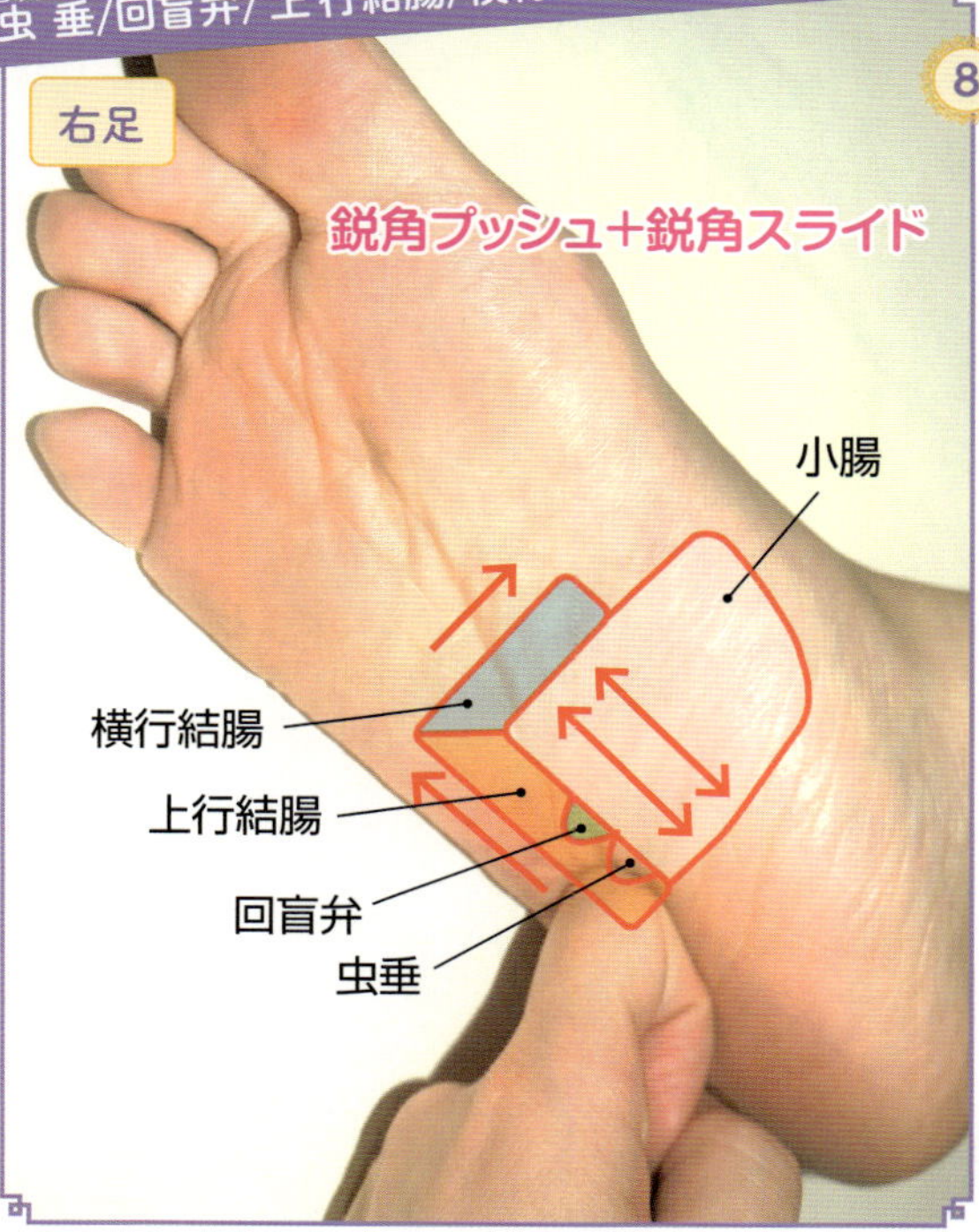

虫垂と回盲弁の反射区にそれぞれ３秒間の安定圧を入れて、そのままの圧で周囲の上行結腸＋横行結腸をすべらせる。小腸の反射区は上下にしごく。虫垂には免疫細胞をつくり、腸内細菌のバランスを保つはたらきがあることが発見されている。

9 脾臓《ひぞう》の反射区

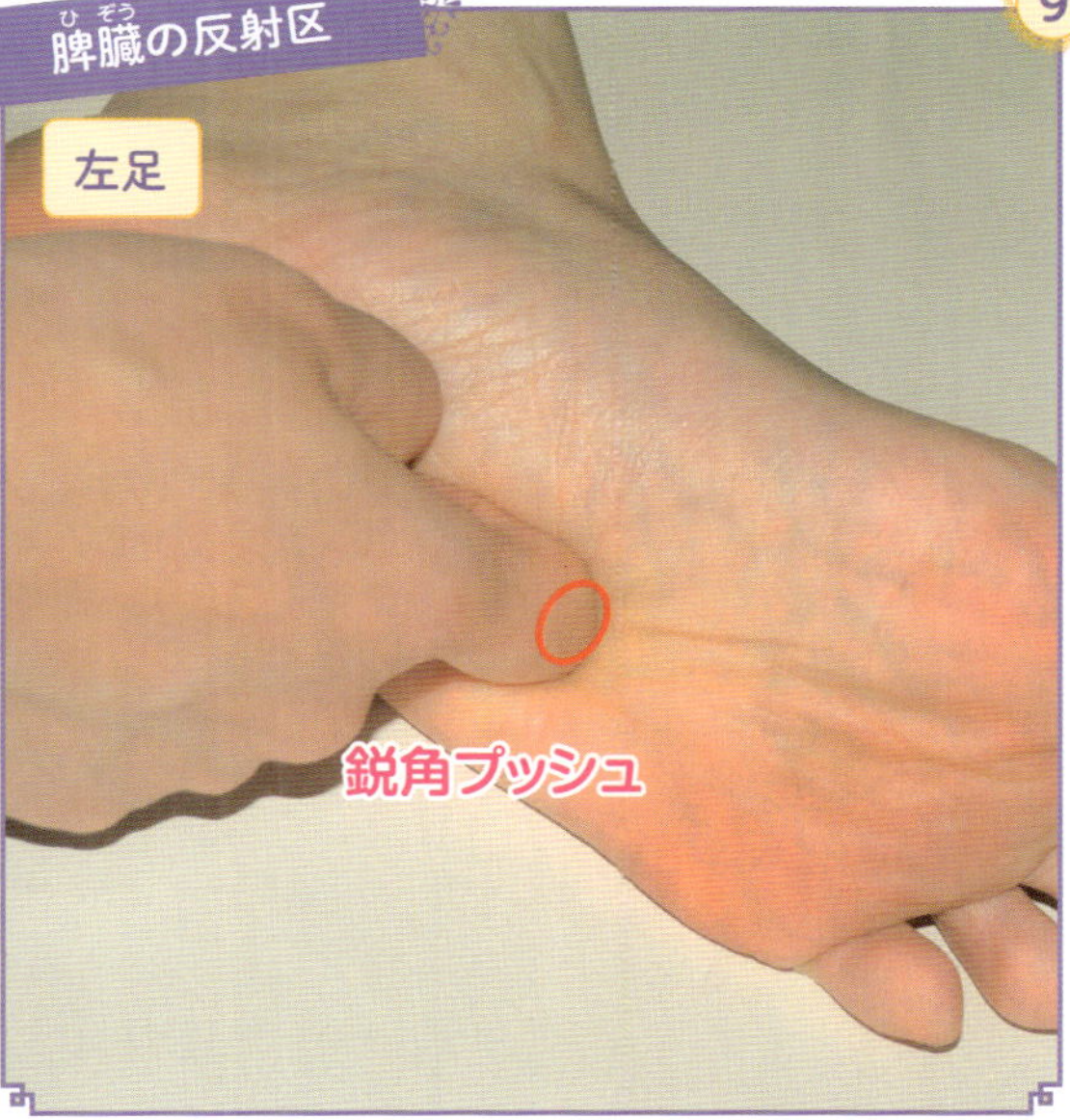

免疫機能、造血機能を持ち、古くなった赤血球をろ過して新しい赤血球をつくる働きがあるもっとも大きなリンパ系器官の反射区。血液の若さを保つ。
足裏から甲のほうへ指を突きだすようなイメージで深く３秒間の安定圧をかける。

10 ツボ28・京骨《けいこつ》

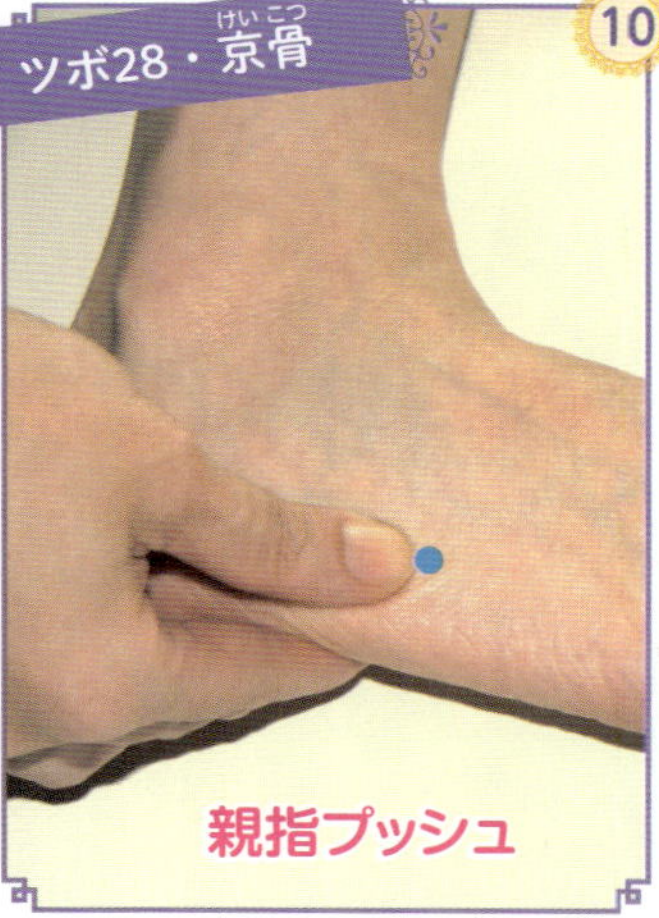

首の痛みに効くツボ。親指の腹でイタ気持ちいい程度に３秒間の安定圧をかける。

11 ツボ15・商丘《しょうきゅう》

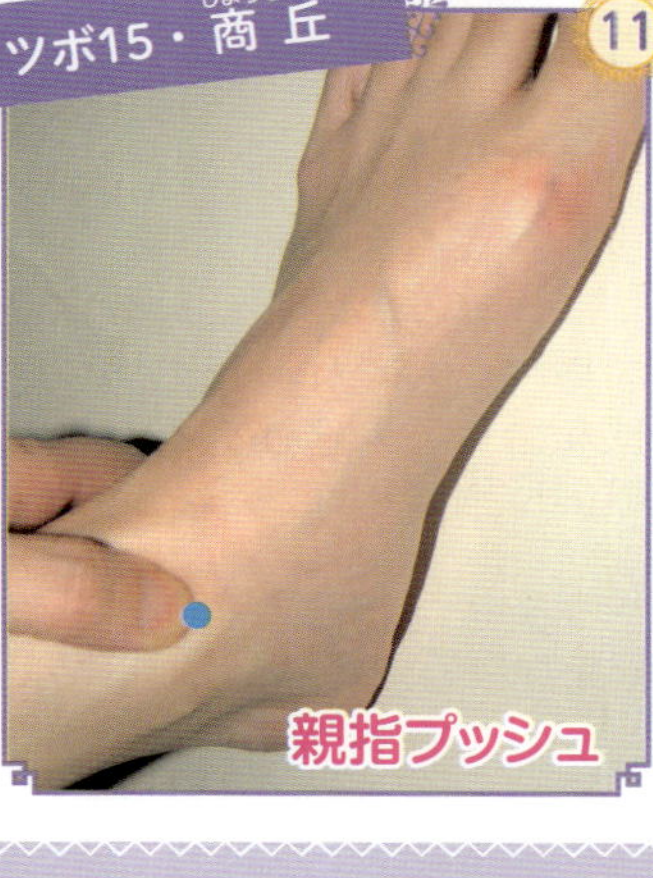

肩関節の痛み、便秘・下痢に効果がある。親指で３秒間の安定圧をかける。

効果が10倍高まります。「鼻だけでするデトックス呼吸」で24時間血流アップ

健康回復のために、これだけはやってほしいということが1つあります。

それが、**鼻呼吸**です。

なにをやっても不調が治らない、疲れがとれないという人の多くが、口呼吸をしています。口呼吸は、ウイルスやホコリまみれの冷たい空気が体内に流れこみ、身体を冷やします。口の中が乾くことで抗菌作用を持つ唾液《だえき》が減って、口中に細菌が繁殖します。それが風邪や虫歯、歯周病、慢性疲労などの原因になります。

これに対し、私がおすすめしている**「鼻だけでするデトックス呼吸」**をすれば、**雑菌やウイルスが鼻毛や鼻の粘液にからめとられて体内に入ってきにくくなります。空気に適度な「温度」と「湿度」が加わるので、身体も冷えなくなります。**

これはその名の通り、**吸うのも吐くのもすべて鼻から行ない、さらに普通の腹式呼吸とは逆に、息を吸うときにおなかを凹ませ、吐くときにふくらませる**ものです。

このやり方だと、通常の腹式呼吸よりも背筋が伸びるため、十分な腹圧をかけることができます。腹腔内の内分泌腺機能が整い、抗酸化作用が高まってみずみずしい美肌や、アンチエイジング効果が期待できます。

「鼻だけでするデトックス呼吸」のやり方

❶ 鼻からゆっくり息を吸います。

❷ 吸いながらおなかを限界まで凹ませ、そのまま3秒間息を止めます。

❸ 肩の力を抜き、おなかをふくらませながら、鼻から息をだしきります。

息を吐くときは、頭のてっぺんから顔、のど、胸、胃腸、太もも、ひざ、足の先端まで血液がたっぷりいきわたり、毒素や老廃物がでていくところをイメージしながら行ないます。

「おかかえ・リフレクソロジスト」がいると、なにかとお得！

自分でできる「足もみ」ですが、時々はプロの施術を受けてみるのも、おすすめです。**プロの手でもんでもらうと、気づかなかった自分の足のコンディションを教えてもらうことができますし、圧のかけ方や、力加減も学べます。**

足に関する質問や相談もできますし、自分でも「足もみ」していることを伝えれば、いっそう親身に対応してくれるでしょう。

毎日自分でもみつつ、定期的にサロンにも通えば改善スピードは倍増します。

より早い改善を目指す方や、モチベーションを維持したい方は、相性のよい「おかかえ・リフレクソロジスト」を一人見つけるといいと思います。

リフレクソロジストを選ぶ際のポイントをお伝えします。

❶カウンセリングが丁寧である

カウンセリングは、施術を行なうにあたって大変重要なプロセス。だから、あなたの身体の悩みや不安を理解してくれる、話しやすい人なら安心です。さらに、改善に向けての方法をわかりやすく噛《か》みくだいて説明してくれ、どんな初歩的なことも質問しやすい雰囲気をつくってくれる人なら、信頼できるでしょう。

❷手の感触が心地よい

自分の足に触れられたときの手の感触が心地よく、丁寧な施術をしてくれる人であること。そして、触れられているときに心地よい安心感があり、よく勉強していて一生懸命さが伝わってくる人がベストです。

❸明るい雰囲気、健康的なスタイルで、美しい肌の持ち主

清潔感があり、やせすぎず、太りすぎず、引きしまった身体で、肌がツヤツヤ。

そんなリフレクソロジストは、自分自身の健康管理がいき届いているので、相手の健康状態も敏感にキャッチできる人です。

足のほか、顔色や表情からも判断してベストな施術をしてくれるでしょう。

すき間時間を上手に活用して、「足もみ」のゴールデンタイムをつくろう！

「『足もみ』をしたいけれど、家事や仕事、育児に忙しくて時間がないんです」

確かに、女性の一日は忙しい！　でも今日の10分が、1年先、3年先、10年先の自分の美と健康を守るのです。すき間時間活用のコツを紹介しましょう。

まず、もっともやりやすいのはテレビを観ているとき。好きな番組を観ながらもめば、楽しくて気持ちいいし、毎日確実に行なえます。

ランチタイムも絶好の「足もみ」チャンスです。ほんの2、3分もんでおけば、午後もあまり疲れがたまらず、眠気もスッキリなくなります。

また、**お風呂上がりに行なうスキンケアの仕上げに「足もみ」をする**のはおすすめです。湯上がりで血行もよくなっているので、効果も倍増します。

朝寝坊さんに朗報！　一日をパワフルにすごせる「朝もみ」

早起きが苦手な人は、ぜひこの方法をお試しください。

目覚ましが鳴ったら、布団の中で寝たまま、「鼻だけでするデトックス呼吸（80ページ）」そして、「足首回し（109ページ）」から始めて足をもむのです。

気持ちよく足を刺激するうちに、だんだん目がはっきりと覚めてきて、体温が上がり、自然と布団から抜けだしたくなります。

夜遅くまで起きていると、過食やうつ病になるリスクが高まるという説もあります。朝型人間になれば、仕事や勉強の効率も上がり、まさに早起きは三文の徳です。朝の「足もみ」で、快適人生を手に入れましょう。

つらいときは、「足もみ」コミュニティにパワーをもらおう！

たとえ効果が上がっていても、時にくじけそうになることはあります。特に、難病やつらい症状を抱えているとそうなりがちです。

あなたに限らず、人は誰でも孤独に弱い生き物です。仲間を募《つの》って、「足もみ」コミュニティを立ち上げてみてはいかがでしょう？

世の中には美と健康づくりに関心のある人は山ほどいますし、お金もかからない「足もみ」なら、どなたでも参加しやすいと思います。

一人でやるよりもお互いの悩みや希望を打ち明け合い、励まし合って行なえば、長続きします。定期的に集まる機会を持つことで、「次の集まりまでに、もっと結果をだしておこう！」という気にもなるものです。

Chapter

4

実践「足もみ」

脂肪燃焼！「ダイエット」プログラム

代謝がみるみるよくなって食欲も正常に！

実は、足をもむと、健康になるうえに、
すばらしいダイエット効果があらわれます。
足もウエストも細くなり、
二重あごが解消されて、目もパッチリ大きく輝きだします。
なぜ、足をもんで顔が小さくなるのか!?
おなかが凹むのか!?　さっそく見ていきましょう。

「足もみ」で、誰もが簡単にやせる理由

「ウエストがキュッとしまって、きつかったパンツがラクラク入る！」

「三段腹が解消されて若くなったと褒められまくっている」

「足首が３㎝も細くなって下半身が軽い！」

「足もみ」を１週間ほど試していただいた方々から、こんな声が続出しています。

今までなにをしてもやせなかった人や、運動をしていない人にも好評な理由は、ズバリ**「代謝が上がること」**と、**「ストレスがなくなること」**にあります。

まず代謝が上がれば、体内の老廃物が速やかにでていきます。

その証拠に、足もみをした直後か翌日には、おしっこや便がいつもより大量にでて、むくみが引きます。あまりに大量にでるので皆さん驚かれます。

なぜそんなに循環がよくなるのでしょうか？

それは、排泄機能に関係する腎臓や小腸といった**身体の奥深くにある臓器にも、反射区を通じてしっかり刺激が届いているため**です。

お正月太りしやすい人に、特におすすめ

「足もみ」をしていると、食事制限が不要になります。

自然と、余計な食欲がおさまっていくからです。

食欲が暴走する理由は、主に2つあります。

1つ目の理由は、「冷え」です。人間の身体は、体温を一定に保っておくために、ある程度の脂肪を必要としています。もし、常に身体が冷えていれば、寒さから内臓を守るため、脳はたくさん脂肪を蓄えておくよう指令をだします。だからカロリーの高い脂質や糖質をたくさん食べたくなるのです。

しかし、そうした食事をしていると、脂肪や老廃物がたまり血管を圧迫するの

で、さらに血流が悪くなり、冷えが増し、太りやすい悪循環ができてしまいます。

こうした悪循環をキッパリ断ち切ってくれるのが、「足もみ」です。

「足もみ」をしていれば、血行がよくなり基礎体温が上がります。常に身体が温かいので、脳が食欲を刺激しなくなり、食欲がおさまるのです。

ストレスで暴走している食欲だって、止まる！

食欲が暴走する理由の2つ目は、**「心（脳）が満たされていない」**ことです。

生理前のイライラしているときや、孤独でさみしいときなどに、ついドカ食いをしてしまうのは、食べれば「噛む」というリズム運動により脳内にハッピーホルモンといわれるセロトニンが分泌されて、一時的に、脳がストレスから解放されるからです。

でも、身体にはあまりよくないですね。「足もみ」は、こうした「ストレス」

から生じる食欲も、解消してくれます。手には癒しのパワーがあるので、触れるほどストレスが緩和され、心がおだやかになっていきます。**口さみしくなるたびに足をもんでいたら、間食をやめられた**という例は多くあります。

顔よりも「足」をもんだほうが小顔になる！　その秘密は？

顔の印象が9割！　顔の与える影響力の大きさは、あなどれません。顔がパンパンにむくんでいれば、身体までボッテリと太って見えてしまうものです。

しかし、逆にいえば、顔のむくみや二重あごさえ解消すれば、全身をほっそり見せることも可能なのです。

ちなみに、**二重あごは、脂肪太りではなく、むくみが原因で起こる症状**です。

ありがたいことに「足もみ」には、塩からいものの食べすぎや、お酒の飲みすぎによるむくみをたった1回の施術で解消してしまう抜群のパワーがあります。

朝起きたときにパンパンに腫れていたまぶたも、「足もみ」をした30分後には、はスッキリしているでしょう。

いらない水分が排出された顔の印象は、別人と見間違えるほど変わります。

輪郭《りんかく》がスッキリして、頬《ほお》の肉にうもれていた鼻筋がスッと通って鼻が高く見え、まぶたの腫れが引いて目もパッチリ大きくなるからです。

気にしたいのは、体重よりも、体脂肪率

美しいボディラインを目指すなら、注目すべきは体重よりも体脂肪率です。体重が同じ50kgの人でも、体脂肪率が高ければ、見た目は全然違います。

体脂肪率が、**男性は25%、女性は30%**を超えてしまうと、脂肪肝や動脈硬化《こうか》、高血圧、糖尿病といった病気になりやすくなります。

体脂肪を減らすには、冷えをとり、循環をよくして脂肪代謝を促す、まさにこのプログラムがおすすめです。

脂肪がみるみる燃える！「ダイエット」プログラム

――足やせ／おなかやせ／むくみ／二重あご・メタボの解消／小顔になる／バストアップ／ヒップアップ

※二の腕やせに関しては、160ページ参照

このプログラムは代謝を促すと同時に、筋肉の発達も助けます。やせすぎている人の場合は、食欲がでてきて、筋肉も発達していくので、逆に健康的で魅力的な肉づきになっていきます。ポイントは次の通り。

ポイント1 老廃物排泄力を高めて「むくまない体質」をつくる

まず、排泄機能にまつわる反射区を活性化させて代謝を上げ、むくみをとっていきます。**よく、「むくむから水分をとらない」という方がいますが、むくむのは水を飲みすぎているからではなく、排泄力が弱っているからです。**水分をとら

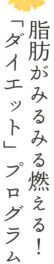

なければ、血管もドロドロの排水溝のように濁《にご》ってしまいます。

サラサラと流れている小川の水は濁りがなくキレイですね。このように、排泄をスムーズにすることは、体内の浄化になります。

また、**上半身は細いのに、下半身だけ太い人が多いのは、重力の関係で下半身は老廃物がたまりやすい**ためです。

夕方になると、サイズが変わるほど足がむくんでしまう人は、坐骨神経、直腸、下腹部の反射区、そして太ももを丹念《たんねん》にもむのがおすすめです。

ポイント2　体温を上げて新陳代謝を活発にする

低体温の人（平熱が35度台の人）は代謝が悪く、老廃物を多くためこんでいるものです。

このコースを続けていくと平熱が上がりますので、新陳代謝にも脂肪燃焼効率にもよい身体づくりができます。

腎臓《じんぞう》/輸《ゆ》尿《にょう》管《かん》/膀胱《ぼうこう》の反射区

1

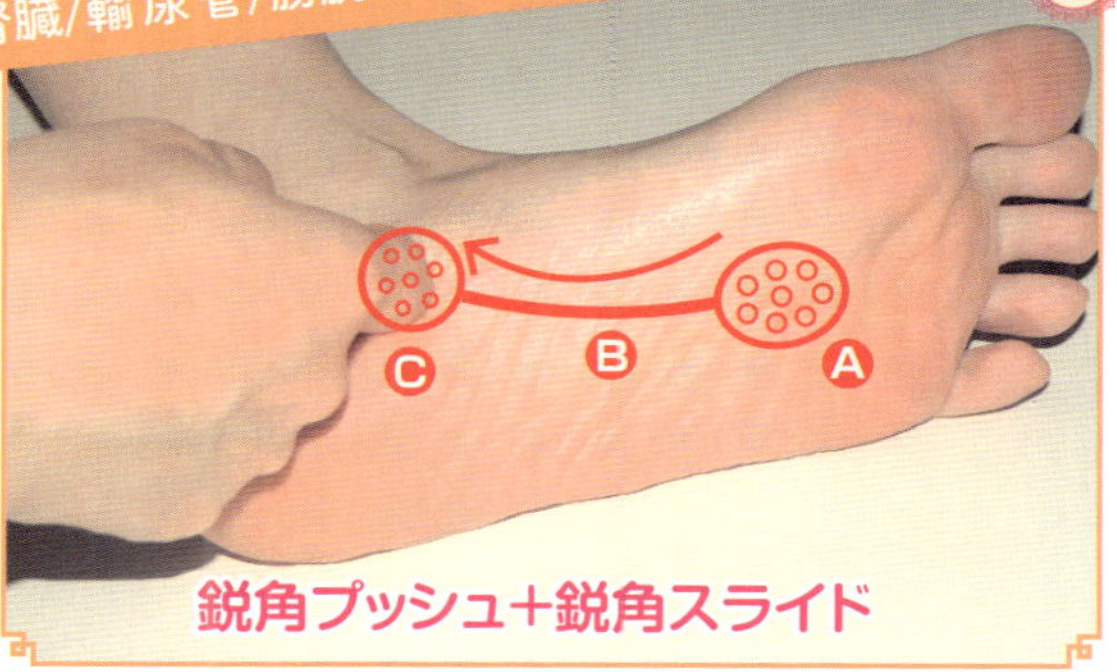

Ⓐ　腎臓の反射区を鋭角プッシュする

手の人差し指を鋭角にして、イタ気持ちいいところまで深く押し、３秒間の安定圧をかける。

Ⓑ　輸尿管の反射区を鋭角スライドで流す

腎臓と膀胱の反射区を斜めにつなぐラインを、人差し指でつくった鋭角でなでる。膀胱から腎臓へと戻らず、一方通行で刺激する。

Ⓒ　膀胱の反射区を鋭角プッシュする

イタ気持ちいいところまで深く押し、３秒間の安定圧をかける。

Ⓐ〜Ⓒをセットとして、２〜３回繰り返す。

むくみがひどい場合は、先にふくらはぎと太ももをほぐし、全身の血液やリンパの流れをよくしてからもむといい。

2 尿《にょう》道《どう》の反射区

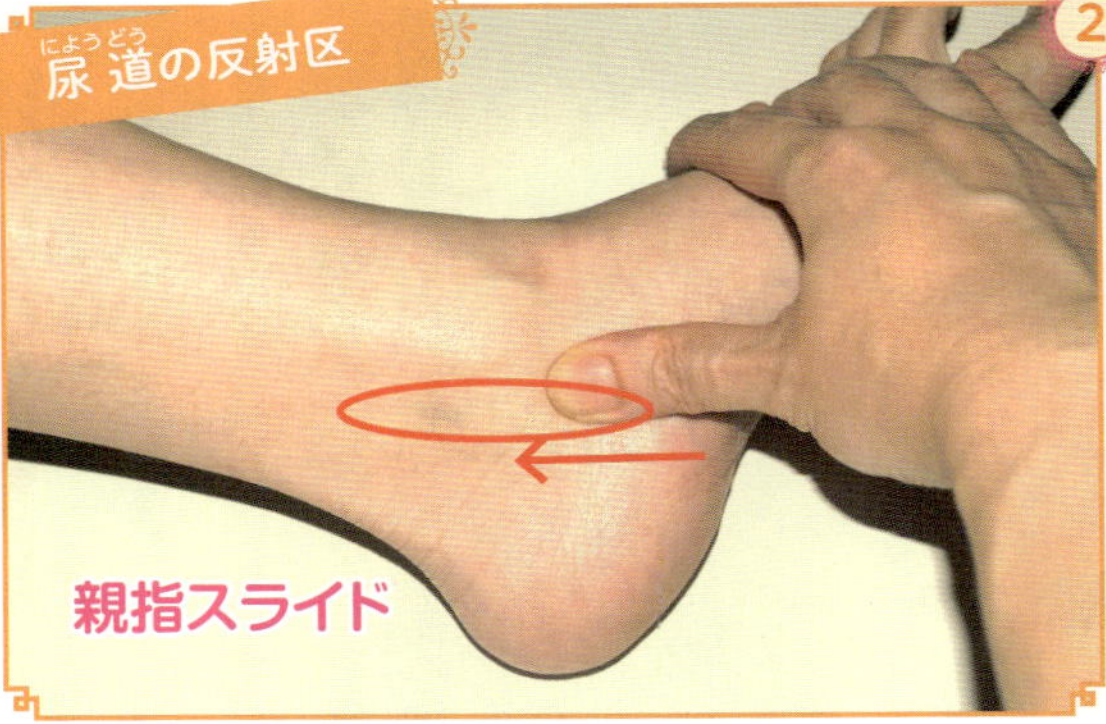

くるぶし下からアキレス腱に向かって老廃物を追いやるように、親指の腹をすべらせる。2～3回繰り返す。

3 坐《ざ》骨《こつ》神《しん》経《けい》の反射区

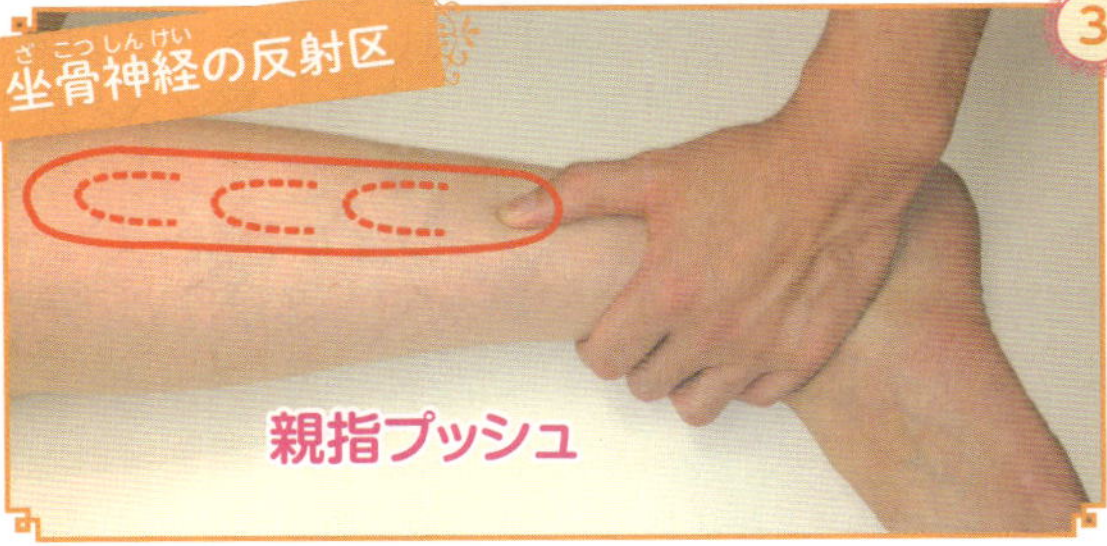

ふくらはぎの外側と内側、両方にある反射区。親指に力を入れて5～7カ所、各3秒間の安定圧をかける。骨にこびりついている老廃物を押しつぶしていくことで、確実に足が細く引きしまる。

4

直腸《ちょくちょう》の反射区

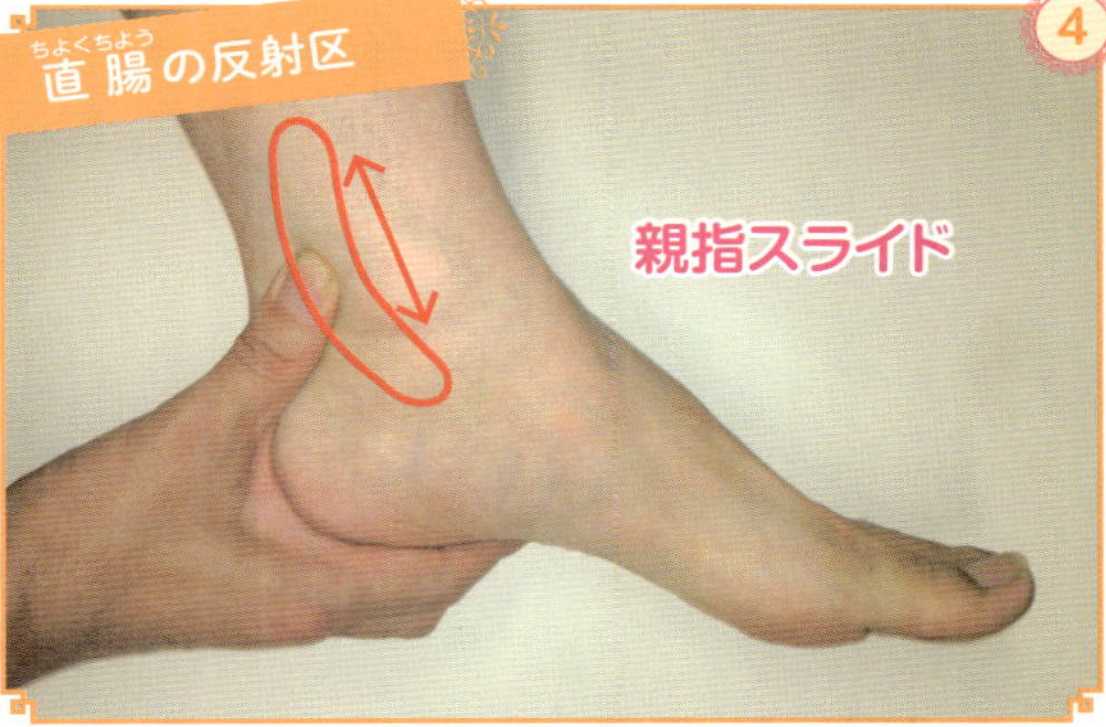

内側のくるぶしのすぐそばにある直腸の反射区。骨のきわに親指を食いこませるようにして上下にもみこむ。

5

下腹部の反射区

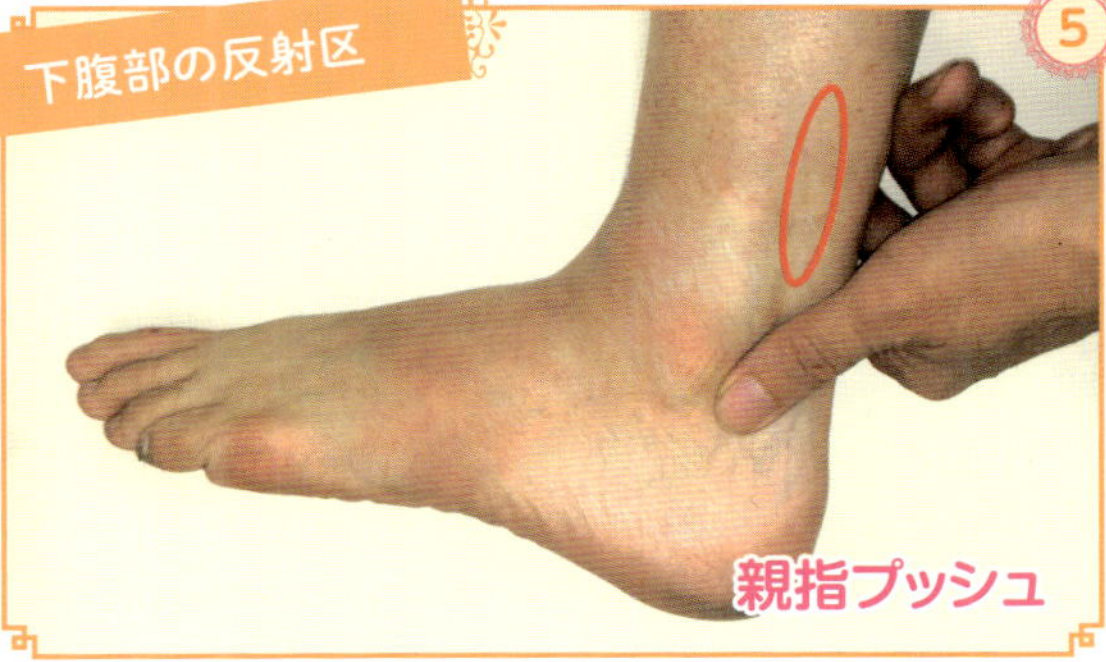

骨のきわの老廃物をとらえながら親指プッシュで押しつぶす。

股関節《こかんせつ》の反射区

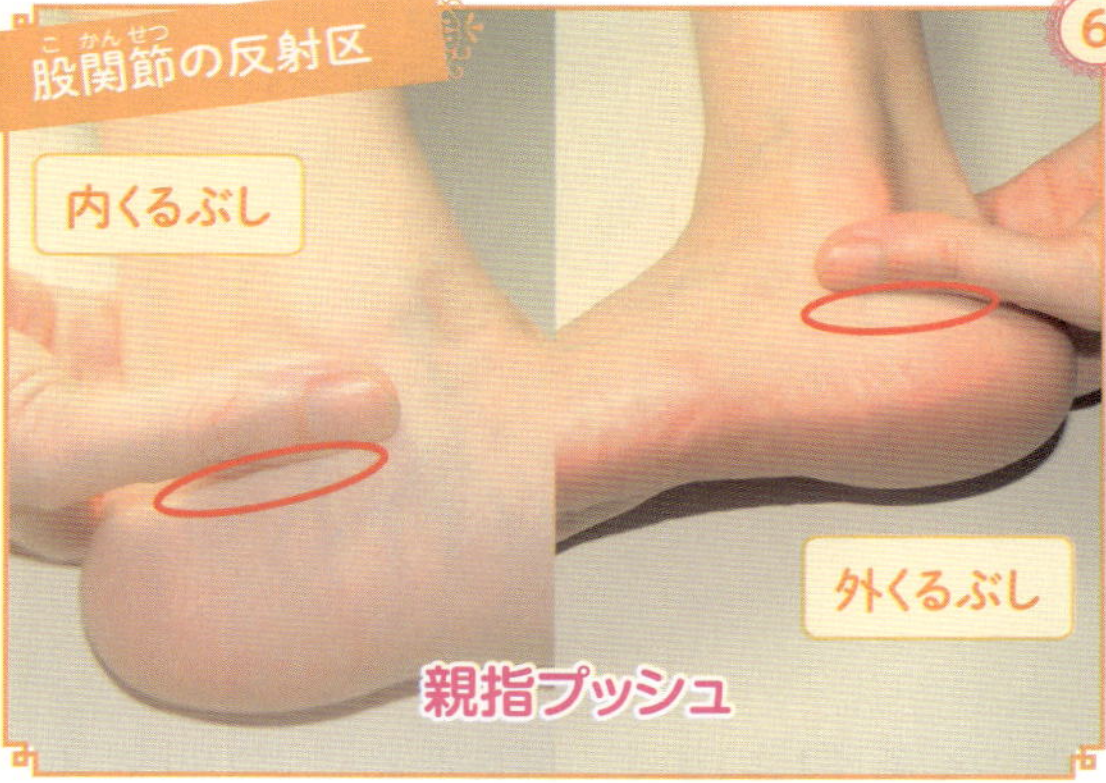

内くるぶしと外くるぶしの真下に３秒間の安定圧をかける。くるぶし周辺も同時にもみほぐす。

腹壁《ふくへき》の反射区

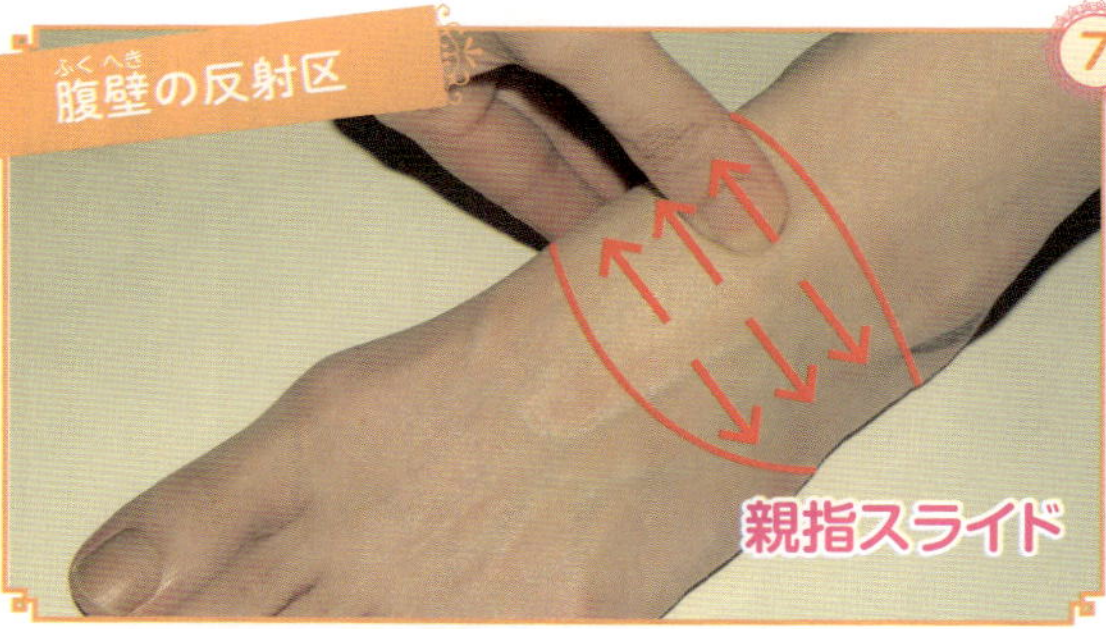

中央を始点に、3列づつ左側、右側へすべらせていく。皮膚のシワを外側に押しだす感じで、老廃物を流していく。

8

ふくらはぎ

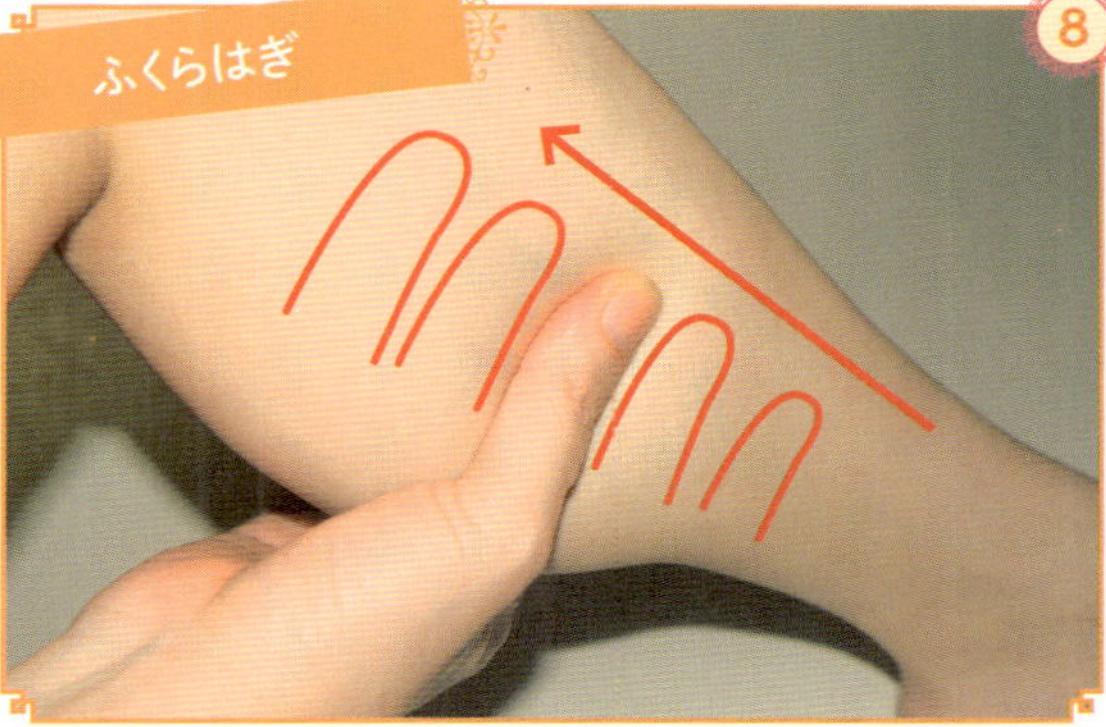

筋肉をしっかりつまみ、老廃物をしぼりだすようにやわらかくなるまで強くもみこむ。スピーディーに老廃物を除去するために重要。

9

太ももほぐし

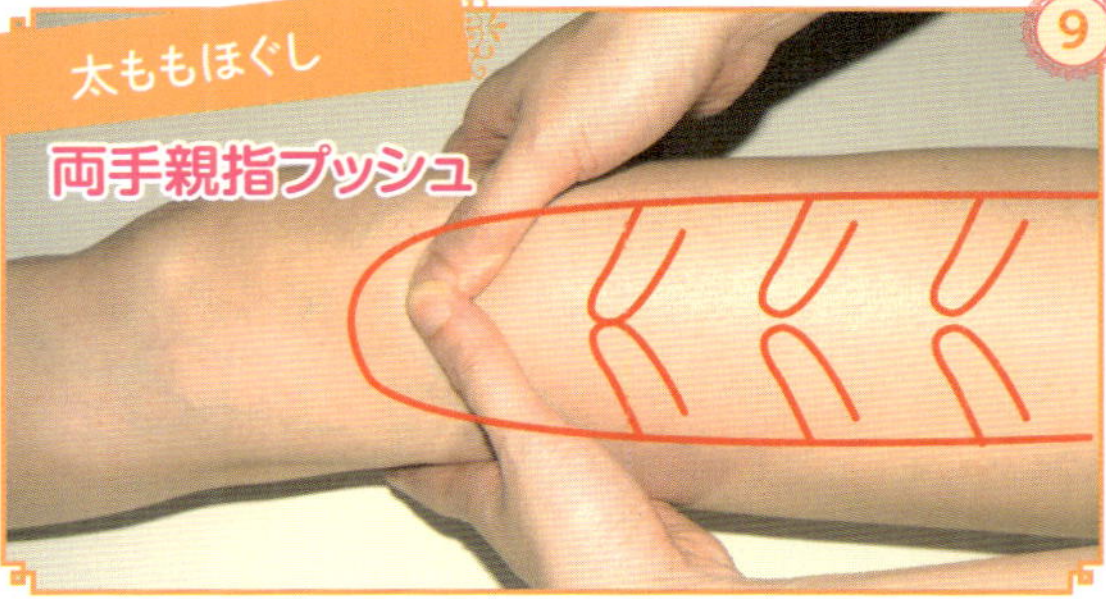

太ももは両手を使ってひざ上からつけ根に向かって順番にもみほぐす。 内側＋前面＋外側と3面もめば、より細くなる。

鼠《そ》径《けい》部《ぶ》リンパ腺の反射区

10

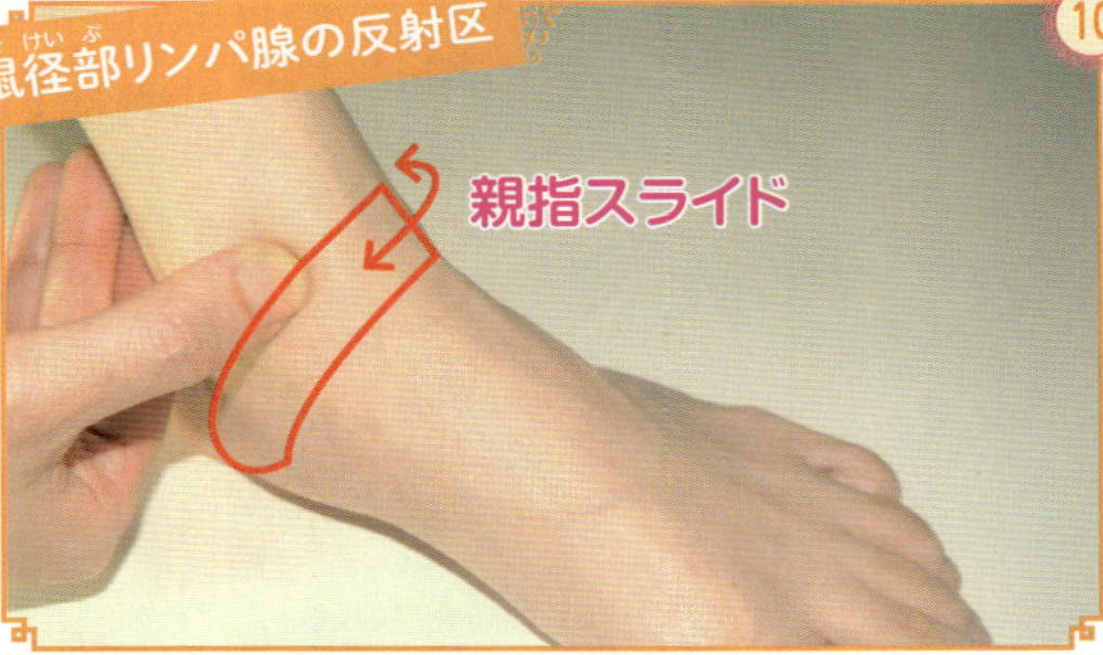

上半身と下半身をつなぐ大きなリンパステーション。この通り道をスムーズにすることで、やせやすい体質ができあがる。ゴリゴリとした老廃物をとらえながらすべらせる。

胸部の反射区

11

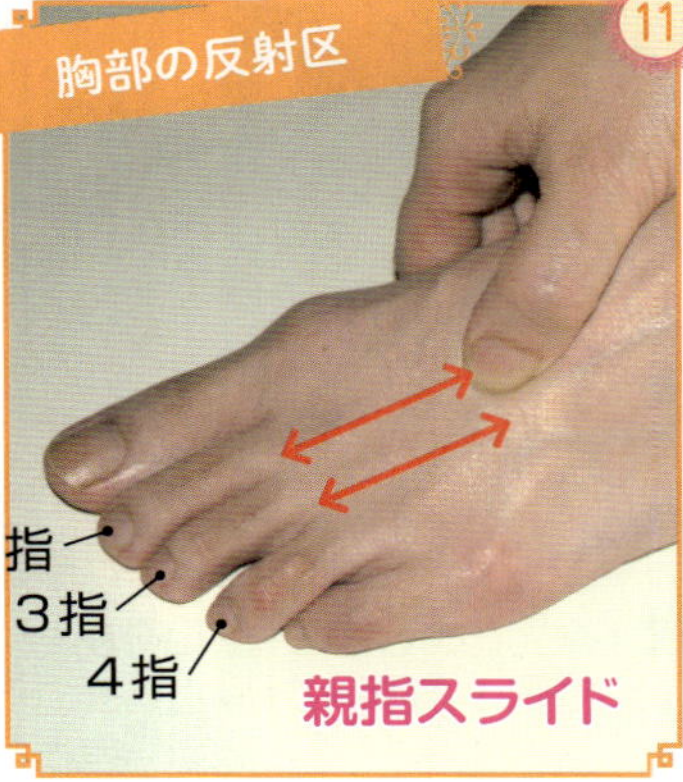

バストアップに欠かせない反射区。母乳がでにくい人も、この反射区をもむと驚くほどでるようになる。親指スライドで2指と3指、3指と4指の骨と骨の間に手の指を埋めるようにゆっくりとすべらせる。

12

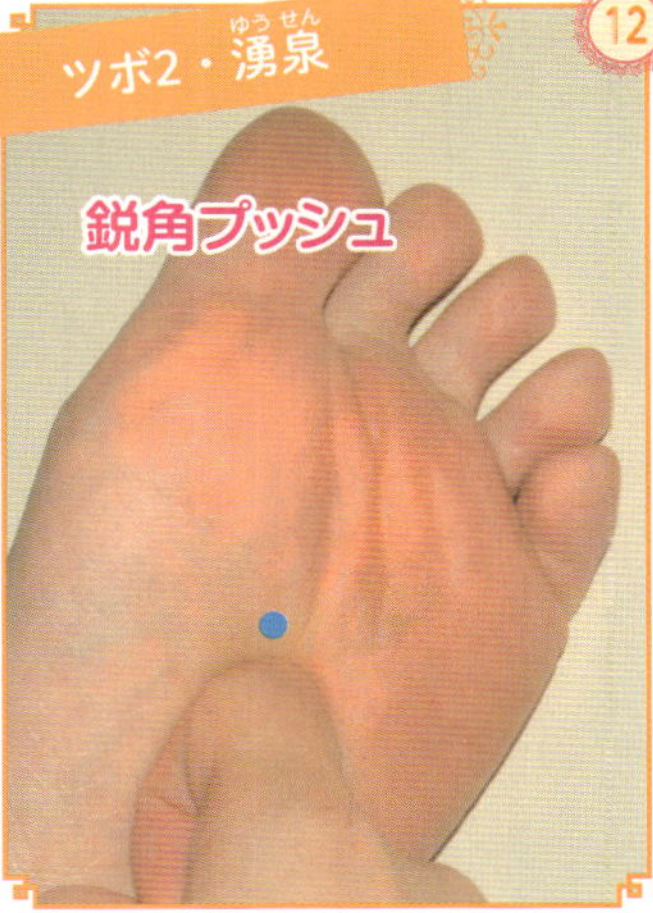

その名前通り、押せば生命力が泉のように湧くといわれるツボ。
老廃物の排泄を促し、むくみと冷えをとる。足裏に穴を開けるような感じで、まっすぐ深く押し、３秒間の安定圧をかける。

13

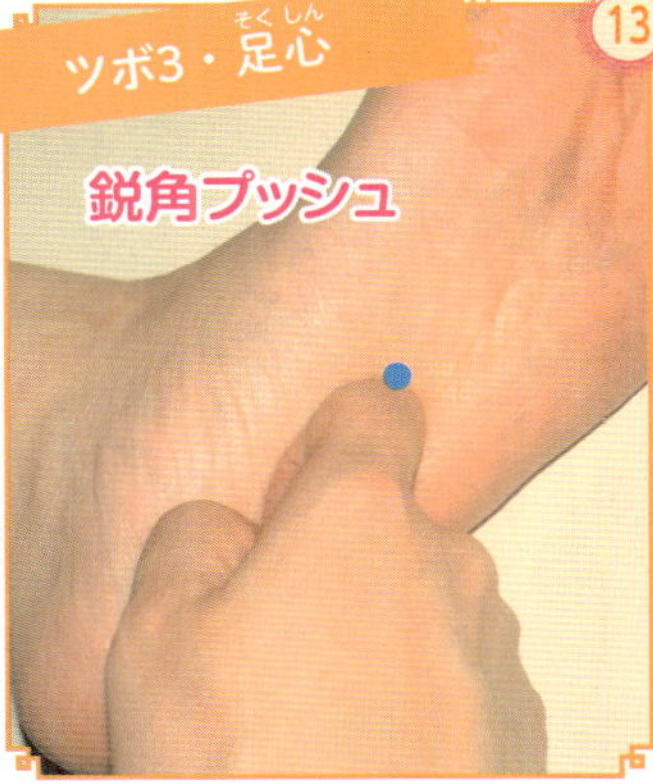

体内の水分量を正常にするツボ。
ズバリ「痩身」に効果がある。
強く力を入れて手の指が甲を突き抜けるようなイメージで３秒間押す。

ダイエットを確実に成功させるプラスαの体操

①腹部を思いっきり10秒凹ませる

おなかは五臓六腑《ごぞうろっぷ》がおさまっている重要な場所。よっておなかが冷えれば内臓も冷え、新陳代謝が低下してしまいます。効率よくダイエットするために、腹壁を思いっきり凹ませて筋力をアップし、代謝を上げておなかを温めましょう。

②お尻の穴をしめる姿勢を常に心がける

お尻の穴周辺には肛門神経叢《そう》、横隔膜《おうかくまく》神経叢、腹腔内神経叢、太陽神経叢など自律神経叢につながる神経がたくさんあります。

肛門をキュッとしめた状態でおなかを思いっきり凹ませると、おなかの深層にある腹横筋を使うことができ、ポッコリおなかを簡単に凹ませることができます。

深い呼吸ができるので姿勢もよくなり、バスト&ヒップアップもかないます。

この「美人養成シューズ」を、日常履きに

ハイヒールは、足をキレイに見せますが、長時間履くのに適した靴とはいえません。足の裏全体で身体をささえることができないので、どうしても前のめりのつま先立ちのような体勢になり、姿勢や筋肉のつき方が悪くなるからです。

一日中ハイヒールで歩き回った夜、腰痛やむくみに見舞われるのは、重心のバランスが崩れて、相当に不自然な負荷がかかっている証拠です。

さらにハイヒールをよく履いている人は、ダイエットの効果がでにくくなります。強制的につま先立ち状態になるので骨盤が前傾し、ゆがんでしまうからです。

骨盤がゆがむと、その中に入っている内臓の位置も傾いて下がります。当然、

内臓の働きが悪くなって代謝や排泄機能が低下し、脂肪が燃えにくくなるのです。

毎日履く靴は、バレエシューズがおすすめです。

靴底が平らでやわらかい素材でできたバレエシューズなら、つちふまずがピッタリフィットして、つま先からかかとまで、なめらかに体重を分散させてラクに歩けるので、骨にも筋肉にもかたよった負担がかかりません。

自然に歩幅も広くなり、歩き方のフォームも美しく整います。カロリー消費、脂肪燃焼にも効果的です。

一流モデルの立ちポーズ&ウォーキングで骨盤リセット

骨盤をゆがませないためには、「立つ」「歩く」、この2つの動作に気をつけたいもの。どちらも誰に教わらなくても自然にできるだけに、十人十色のいろいろな癖がついています。その癖が身体をゆがませている場合もあります。これを機に、一流のモデルたちがしている「立ち方」「歩き方」をマスターしましょう。

一流モデルの「立ち方」

壁に背をつけて立ち、両足のかかとをつけ、つま先を30度ほど開きます。あごを引いてまっすぐ前を見ます。このとき自分があやつり人形のように頭の上から糸で引っ張られているイメージをすると、スッとキレイに背筋が伸びます。お尻が後ろに突きでないよう、腹筋を使ってお尻とおなかを引きしめます。背中は、左右の肩甲骨を寄せるよう意識すると、自然と胸が張れます。**ポイントは、頭・両肩・お尻・かかとが壁についているか。**確認できたらそのまま歩きます。

一流モデルの「歩き方」

まず先ほどの「立ち姿勢」をつくります。そしてつま先をまっすぐ前に向け、両方のひざをすり合わせながら1本の直線の上を進むようイメージして歩きます。

そして歩幅はこれまでよりずっと広い40㎝くらいを意識します。**意識しないで**

歩くと、ひざの裏の筋肉が伸びないため、意外なほど歩幅は狭くなってしまうのです。大股で颯爽《さつそう》と歩くと、骨盤をささえる大腰筋が鍛えられ、脂肪燃焼力もアップ。下半身の引きしめにもなります。

骨盤のケアは、通勤電車1駅で完了する！

- **いつも同じ側の足を上にして組む癖がある**
- **デスクワークなどで長時間同じ姿勢をとっている**
- **床に座るとき、「横座り」をしがちだ**
- **信号待ちをしているときなど、つい片足に重心をかけて立ってしまう、あるいは、足をクロスして立っている**
- **バックを持つ手が決まっている**

もし1つでも自分にこんな癖があると思い当たるなら、骨盤がゆがんでいる可能性があります。毎日の積み重ねの影響は大きいのです。ぜひ骨盤エクササイズで予防・改善しましょう。

私のおすすめは、**通勤電車やバスの中で行なう1駅エクササイズ**です。

やり方は簡単。つり革につかまり、つま先を45度の角度に開き、左右のかかと、左右の太ももをピッタリつけ、そのまま、電車やバスの揺れで足がふらつかないように耐えます。

シンプルなのに、効き目はバッチリ。たった1駅分でも下半身にバランスのいい筋肉がついて魅力的なラインが整います。

魅力的な女性は、股関節がやわらかい

女子力の高い女性になるためには、「股関節」をやわらかくしておきましょう。なぜかというと、そのすぐ近くに、女性ホルモンをだしてくれる卵巣があるからです。股関節周辺の動きをよくしておけば、卵巣周辺の血流や、卵巣そのものの働きも活性化し、ホルモンバランスが整い、女性らしい美しさが増します。

また、上半身と両足をつなぐ支点の役割を果たす重要な関節なので、かたくなると、足が太くなってしまいます。下半身の血流もリンパの流れも悪くなり、老廃物がたまって、足の可動域も狭くなるため、余計な脂肪がついてしまうのです。

寝る前にぜひこのストレッチをどうぞ。

1　床にあぐらをかいて座ります。

2　両手のひらで30秒間、両ひざを床に押しつけるように力をかけます。

実際には、床にひざがつかなくても構いません。

注意点は、はずみをつけないようにすること、そして骨盤をしっかり立てるために背筋を伸ばして行なうこと。1日1回でOKです。

腰痛やひざ痛があり、このストレッチがやりづらい方は、次の「足首回し」を10回やれば股関節運動の代わりになります。

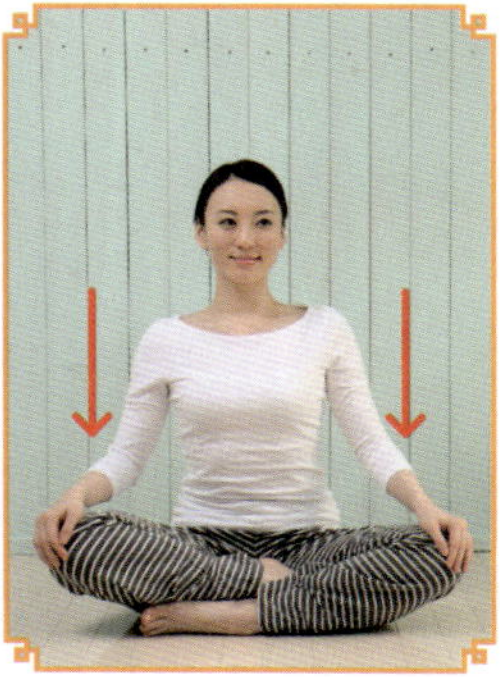

足首は股関節と反射投影しているので、足首をゆるめると股関節がゆるむのです。実際にこのやり方で10回ほど足首を回すと、股関節の筋肉が温かくなってゆるみ、大きくたおせるようになってきます。**ご自分に合うほうを選んでください。**

足首回し（下半身の血流を促す）

足首がこわばっている人が多いので、まず準備運動として足を伸ばしてひざを固定して、次のように動かします。

①足首を右にたおす→②足先を自分のほうにできるだけ引き寄せる→③足先を左にたおす→④向こう側へ思いっきり伸ばす。これを3回繰り返します。

これをして足首をほぐしたら、親指にペンをつけているつもりで、できるだけ大きな丸を描くように回してください。

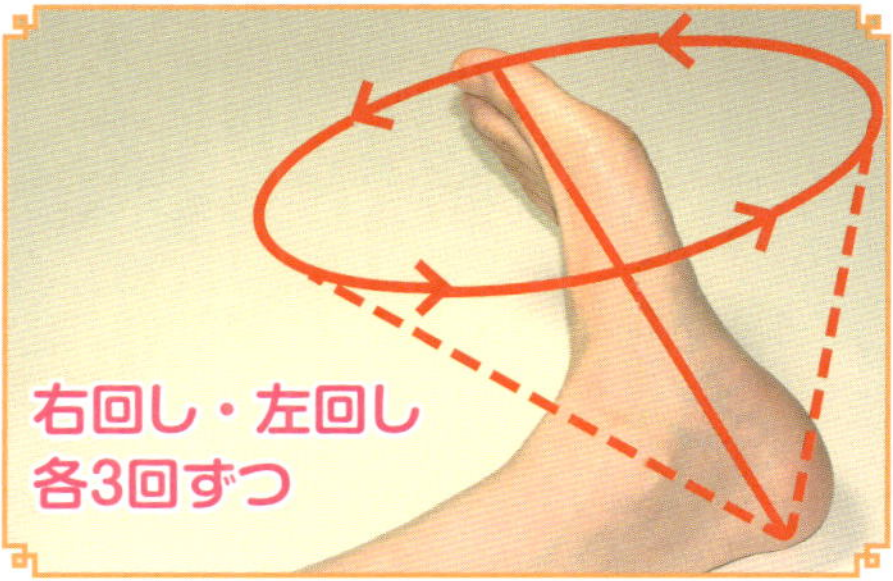

グリーンスムージーと日本茶、軍配はどっちに上がる？

簡単に多くの野菜や果物が摂取できて、ダイエット効果もあると人気のグリーンスムージー。小松菜、ほうれん草、水菜などの緑の葉野菜と果物と水をミキサーにかければできあがりという手軽さで、毎日飲む方もふえてきました。

材料がミキサーで細かく粉砕《ふんさい》されているため、噛んで食べたときと比べて、ビタミン、ミネラル、食物繊維などの体内への吸収率が数倍も高く、腸内環境も整い、肌の調子もよくなります。

しかし、中にはグリーンスムージーを飲むと胃腸の調子が悪くなる人もいます。

これは、市販のジュース感覚でゴクゴク飲んでしまうのが原因です。

グリーンスムージーには野菜と果物の繊維がたくさん入っており、一気に流しこめば胃にかなりの負担がかかります。

飲むというより、「食べる」感覚で、口の中で唾液と混ぜ合わせながらゆっくり飲みこむようにしましょう。唾液の中の消化酵素、アミラーゼが働き、体内に吸収しやすい状態にしてくれます。

また、冷え症の人は、バナナ、スイカ、マンゴー、桃、グレープフルーツなど夏が旬のものと南国産のものは避けましょう。身体を冷やします。冷蔵庫で冷やしておいた果物や野菜は、必ず常温に戻してからミキサーにかけましょう。

グリーンスムージーが合わない方には、緑茶がおすすめ。何気なく飲んでいる緑茶には、実はグリーンスムージーに匹敵する美容効果があります。

緑茶に含まれるカテキンやビタミンEには、アンチエイジング効果があり、緑茶のポリフェノールは、皮膚細胞を活性化させ、肌のターンオーバーを促します。

さらに緑茶の渋味《しぶみ》成分タンニンは、摂取した脂肪の吸収を抑えてくれます。

Chapter 5

実践「足もみ」
女性ホルモンたっぷり！「美容」プログラム

セクシーな魅力が目覚めて、
妊娠力もアップ！

透き通るようなクリアな美肌、豊かな髪、丸みとくびれを備えたボディライン、つややかで温かみのある笑顔……

足をもめば、女性ホルモンが活性化し、華やかな魅力が輝きだします。

自信にあふれた笑顔が自然とこぼれます。

「足もみ」は、天然の美容液！ しかも副作用0《ゼロ》

今、「低用量ピル」を使う人がふえてきています。

避妊《ひにん》目的ではなく、**〝女性特有の「不調」の改善〟をするため**です。

その理由は、低用量ピルに、エストロゲン（卵胞ホルモン）とプロゲステロン（黄体ホルモン）の2つの女性ホルモンが配合されていることにあります。

不規則な生活や人間関係などのストレスから、女性ホルモンのバランスが崩れてしまうと、生理痛や生理不順、月経過多、子宮内膜《ないまく》症、吹き出物、むだ毛がふえるといった美容面の問題が生じることがあります。そんな人が飲むと、体内の女性ホルモンのバランスが安定していくというのです。

一見、手軽で便利に思えますが、やはり低用量ピルは「薬」です。身体にとっ

ては異物であり、血液が固まりやすくなるという副作用があります。

また、女性ホルモンが主成分であるため、女性ホルモンに由来する、乳がんなどの既往《きおう》症がある人は、服用を禁止されています。

普通の人でも服用すると、吐き気、嘔吐《おうと》、腹痛、下痢、便秘、乳房の痛みといった副作用がでる場合があります。

こうした副作用に苦しんでいた人たちが、ピルをやめ、副作用のない「足もみ」に切り替えたとたん、重い生理痛が改善されたほか、ニキビが治った、髪のツヤがよくなったという喜びの報告を数多くいただいています。

スキンケアの断捨離《だんしゃり》で、肌もお財布もストレスフリーに！

20代のころ、化粧品の美容部員をしていたこともあり、たくさんの化粧品を使っていた時期がありました。でも毎日「足もみ」をするようになったら、必死にお手入れをすることを忘れていくようになりました。身体の内側から透明感がでてくるからです。

毎日、化粧水2種、乳液、美容液、クリーム、パックをしていた「コスメフリーク」の知人も、「足もみ」を始めてから、みるみる肌の調子がよくなっていき、念入りにお手入れをしなくても肌が若返ってきているそうです。

アトピーで悩んでいた人も、「足もみ」で、すっかり肌が強くなって市販商品を使えるようになり、ツヤツヤの透明感のある肌になりました。

「足もみ」をしっかりしていれば、スキンケアは、汚れを落として、自分に合った「良質の水分」と「油分」の2つを補うだけで十分です。

化粧水は、保湿力の高い、低刺激のものを手のひらを使って「キレイになあれ」と願って浸透させます。油分は、栄養クリームや天然成分100％のオイルなどの油分をプラスすればよいでしょう。これはせっかく与えた水分を蒸発させないためです。美を保つためには、これぐらいの手間は最低限必要です。

それでは、自分史上最高の美しさを目指してもんでみましょう！

フェロモンも魅力もあふれる！「美容」プログラム

――若返り（アンチエイジング）／女性ホルモンアップ／色気アップ／濡れる体質づくり／感度アップ／妊娠しやすい体質づくり／PMS（月経前症候群）・（若年性）更年期障害の解消／吹き出物・乾燥肌・たるみの解消／抜け毛・薄毛予防

身体の内側から輝くようなツヤ、うるおい、ハリのある健康美。それこそが「足もみ」で得られる魅力です。思わず二度見される美女になれるプログラムです。

妊娠したい方のほか、手術などで卵巣を摘出している方にもおすすめです。

ポイント1　ホルモンバランスを整える

女性ホルモンは、「冷え」や「ストレス」によって大きく影響を受けます。しかもバランスが崩れると「自律神経の乱れ」「卵巣機能低下」を引き起こし、生理不順やPMS（月経前症候群）、不妊につながります。

そこで、このプログラムでは、ホルモンバランスの乱れを修正する各臓器（副腎・甲状腺・卵巣・生殖腺）に「しっかり働いてね！」と指令を送る脳下垂体《のうかすいたい》の反射区を刺激します。

ポイント2　女性的魅力を司る卵巣・生殖腺の働きを高める

卵巣と生殖腺の働きを高めることで、**コラーゲンの生成が活発**になり、肌や髪のトラブルが解決します。

さらに、コレステロールが調節されるので動脈硬化を防ぎ、若さを保つことができます。

妊娠しやすい身体をつくるためには、しっかり刺激しておきましょう。

副腎は性ホルモンの分泌を促すところ。副腎の反射区を刺激することで、病気で卵巣機能が低下した人や、手術で摘出した人にも性ホルモンを補うことができます。

脳《のう》下《か》垂《すい》体《たい》の反射区

1

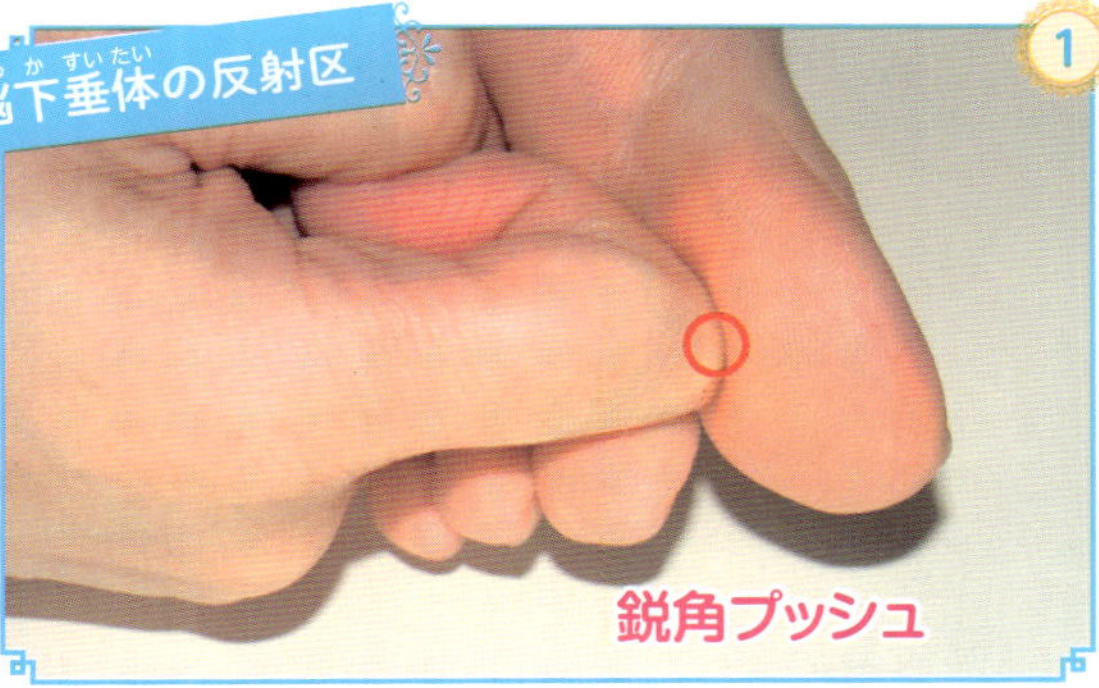

親指の指紋のほぼ中心にある小さな反射区。動かないようにしっかりささえ、３秒間の安定圧をかける。ピリッと感じれば、刺激がちゃんと入っている。

副腎《ふくじん》の反射区

2

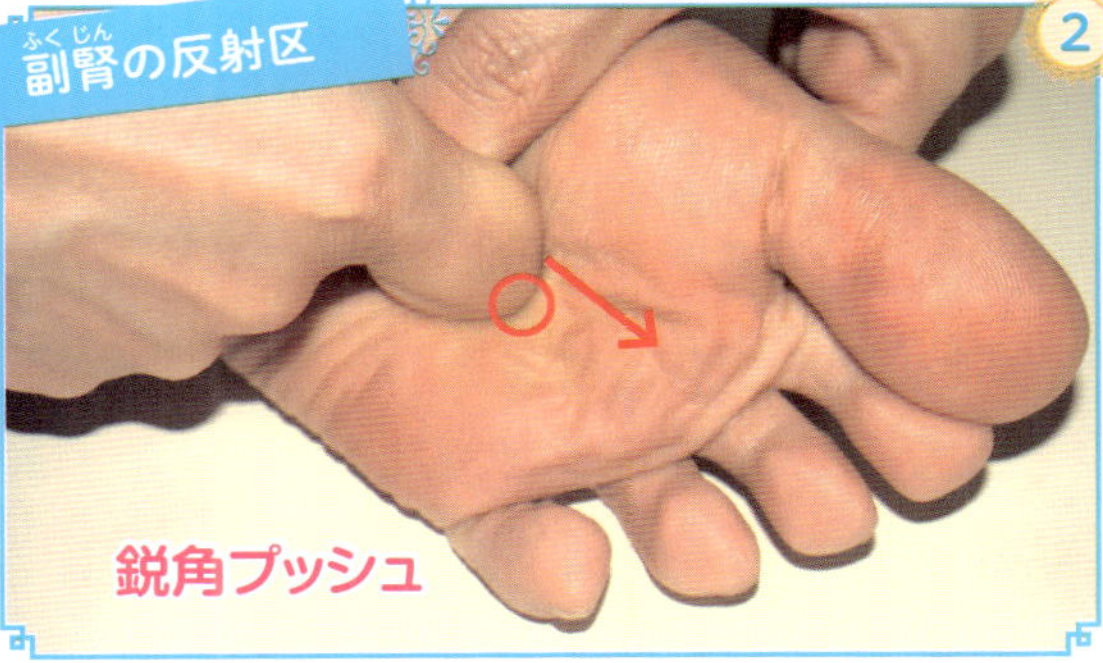

足の指先の方向へ突き上げるように強く押し、そのまま３秒間の安定圧をかける。

3 甲状腺《こうじょうせん》の反射区

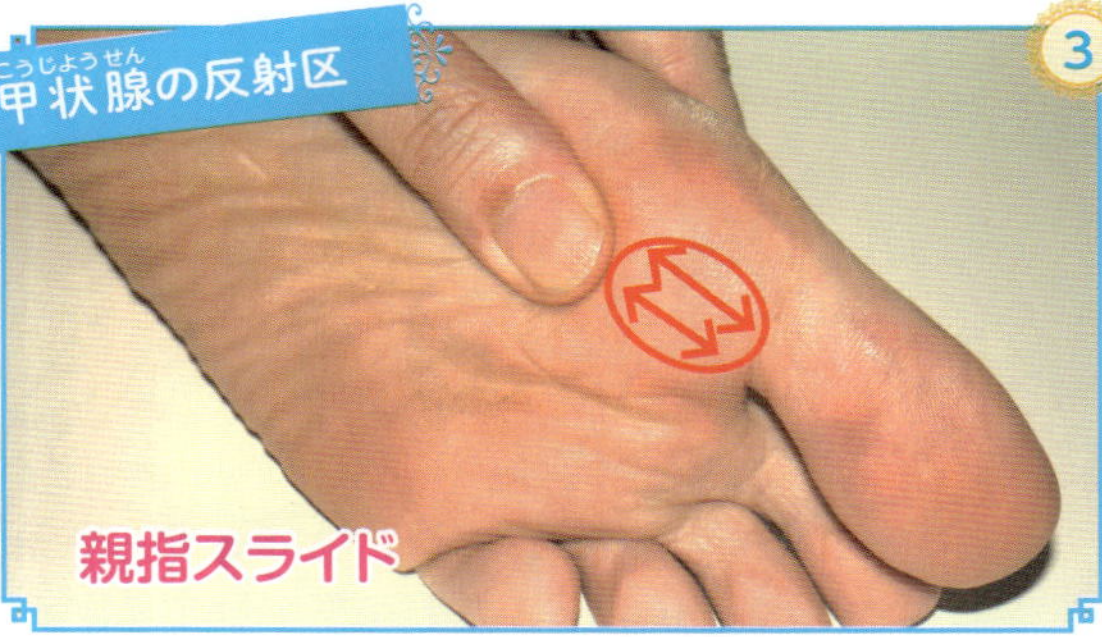

甲状腺でつくられるホルモンバランスが崩れると、生理不順になることがある。肌や髪の毛、体重のコントロールにも関連するところ。親指スライドでブチブチとした老廃物をとらえながら、すべらせてほぐす。

4 子宮《しきゅう》の反射区

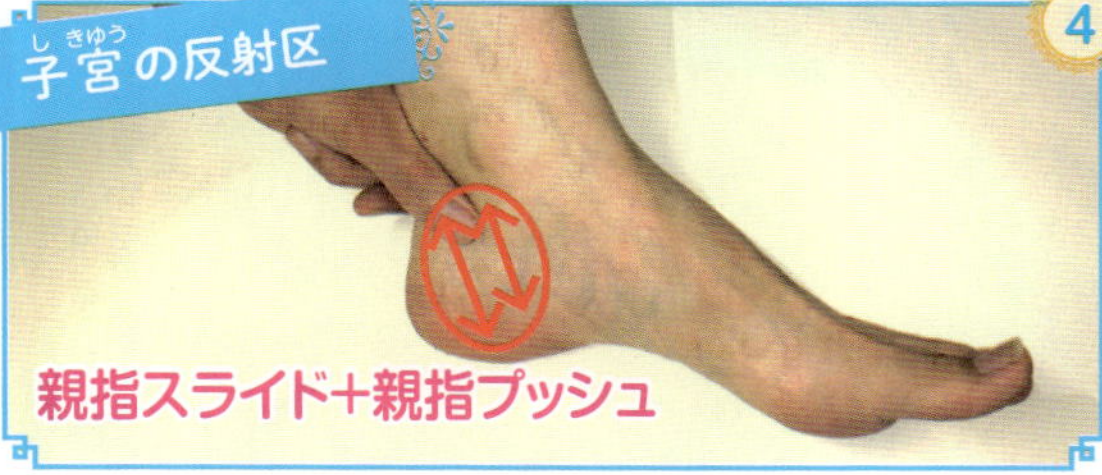

内くるぶしの下にある反射区。親指をすべらせながら反射区全体を刺激し、痛みを感じたところには、３秒間の安定圧をかける。子宮の状態がよいと、子宮内膜がふかふかのベッドのように厚みを持ち、着床しやすくなる。生理痛や生理不順も改善する。

卵巣《らんそう》の反射区

5

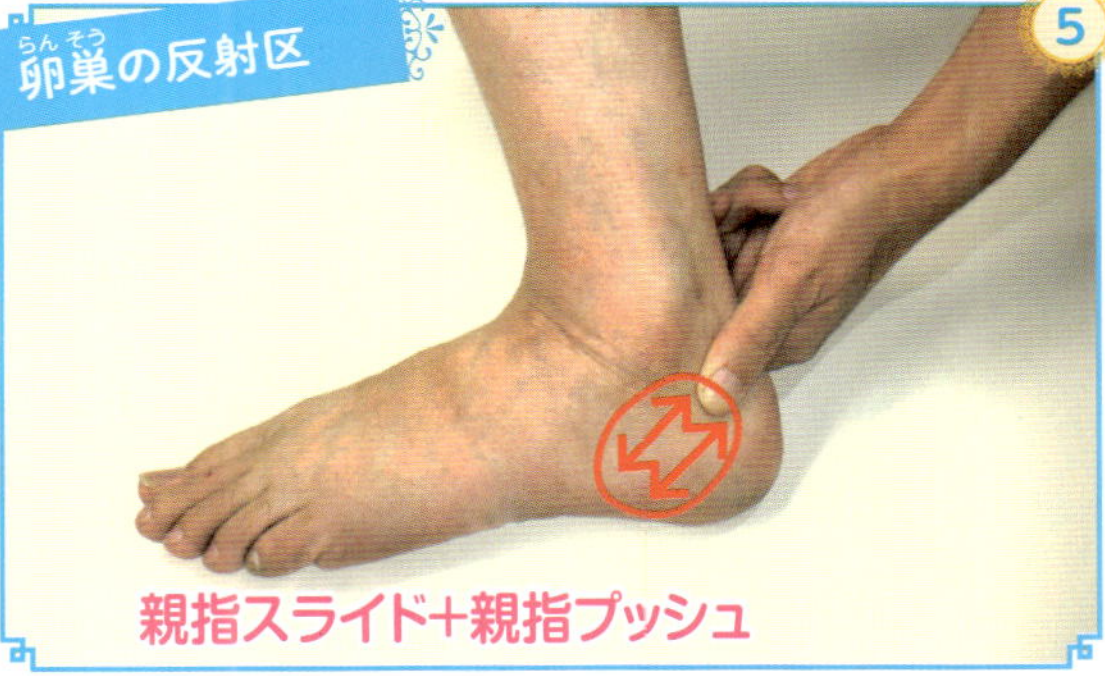

子宮の反射区と対になる反射区で、こちらは外くるぶし側にある。親指をスライドさせながら刺激し、痛みを感じたところには３秒間の安定圧をかける。

生殖腺《せいしょくせん》の反射区

6

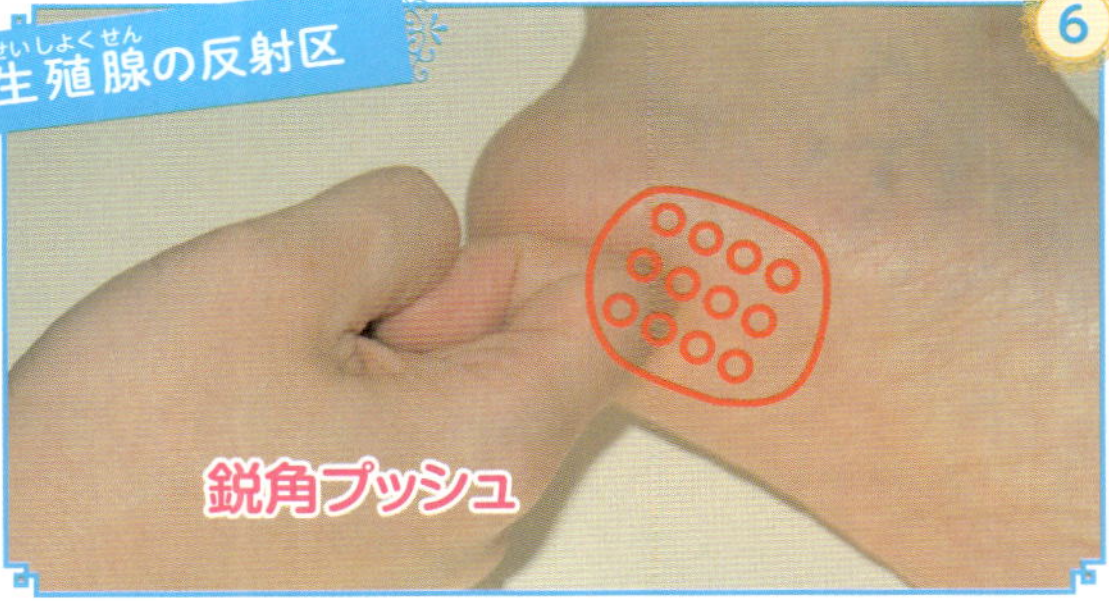

冷えを除去し、血流を促進させる反射区。反射区全体を埋めつくすように、３秒間の安定圧を繰り返しかける。

卵管《らんかん》・精管《せいかん》の反射区

7

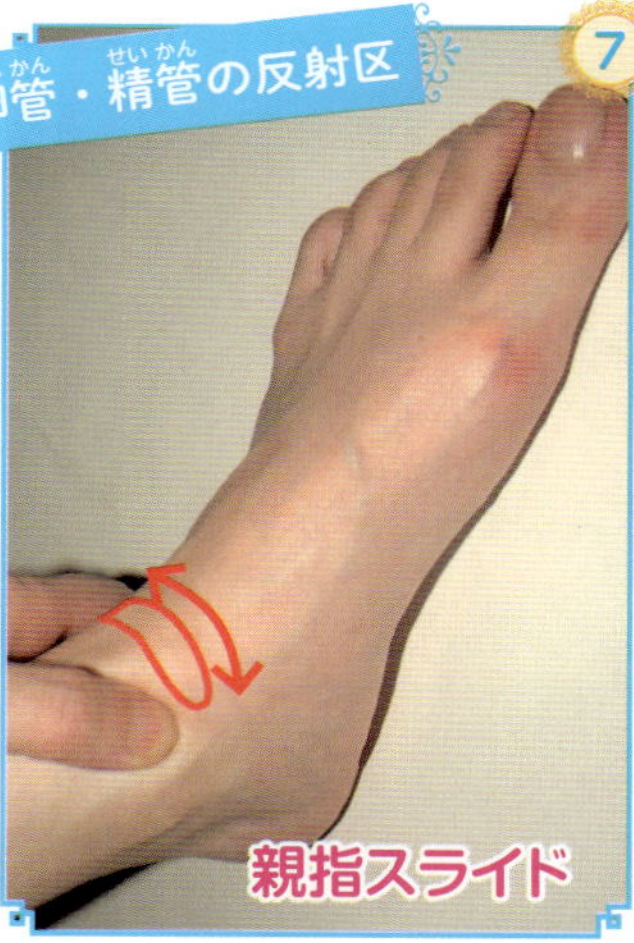

卵子を子宮に運ぶ役目を持つところ。
この場所がボコボコと腫れていたら卵管の通りが停滞している。
内くるぶしから外くるぶしを結ぶラインを、痛みを感じない強さで2、3回すべらせる。

肝臓《かんぞう》の反射区

8

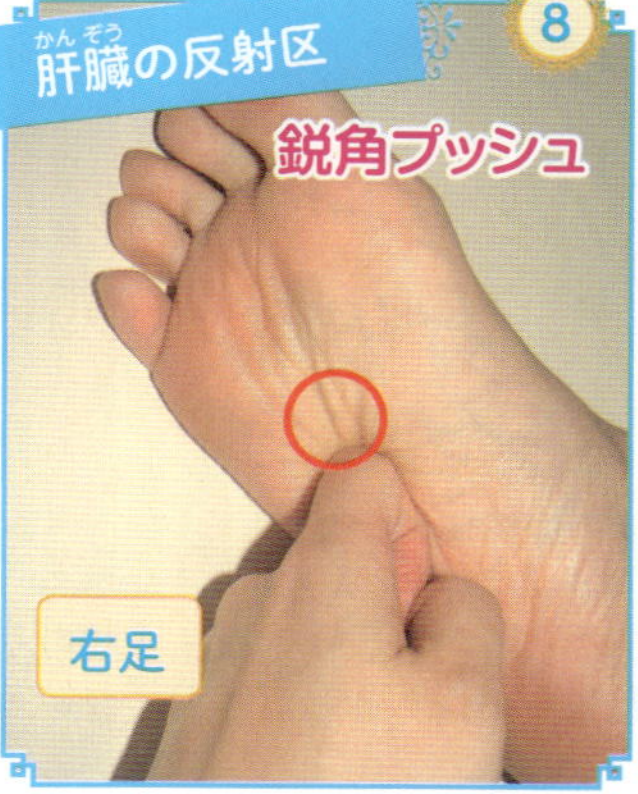

500以上の働きがあるといわれる肝臓は、主に「代謝」「エネルギーの貯蔵」「解毒」「胆汁の生成」を行なう場所。代謝と解毒作用が上がれば、肌もみるみる美しくなる。
鋭角プッシュで強く3秒間の安定圧をかける。

頭皮

9

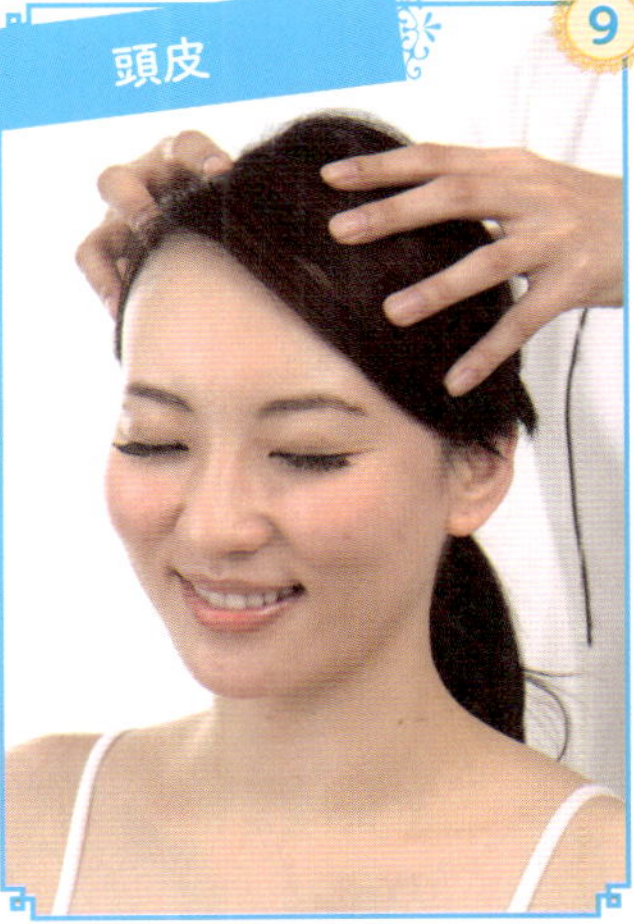

指の腹を使って、頭皮をこすらないように動かす。カチカチに固まっている頭皮をやわらかくすると抜け毛が防げ、毛量がふえ、毛質がよくなる。さらに顔のたるみがとれ、肌質も改善する。たった1回の施術で吹き出物が引いた30代女性の例もある。

ツボ14・中封《ちゅうほう》

10

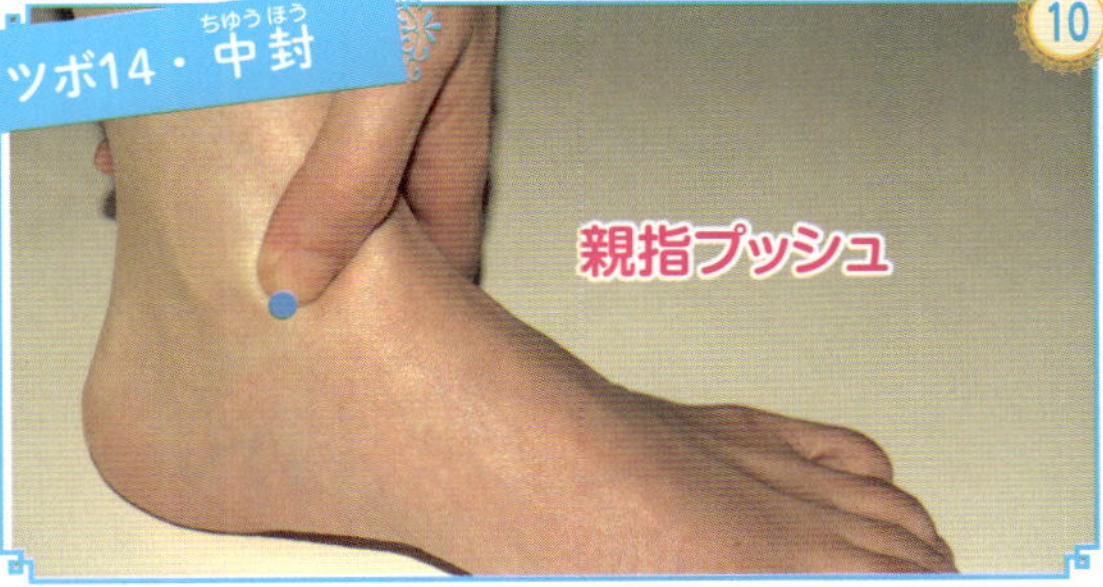

下腹部の血流改善に効果があるツボ。生殖機能を高めてくれる。腰痛にも効果がある。くぼみに指を埋めこむように３秒間の安定圧をかける。

11 ツボ33・三陰交《さんいんこう》

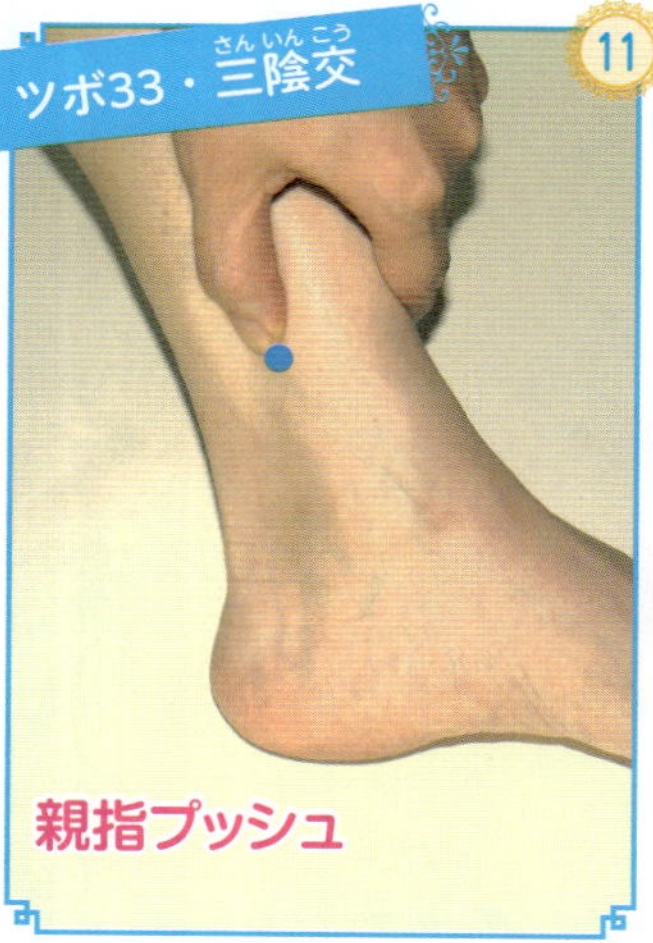

三陰交は、妊娠、逆子・安産、母乳の分泌などを助ける婦人科系疾患に効果のあるツボ。
内くるぶしから指幅４本分ほど上の骨のきわにある。３秒間の安定圧をかける。

12 ツボ37・血海《けつかい》

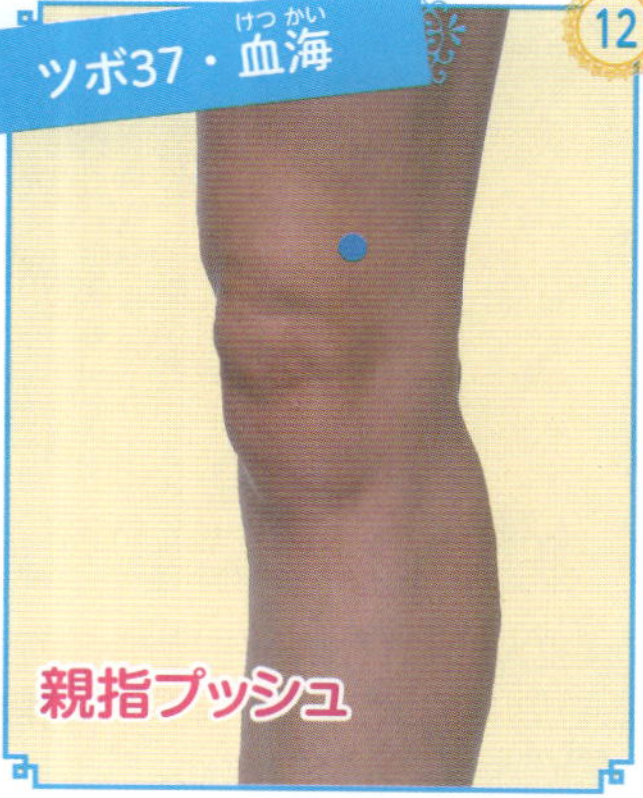

生理不順、生理痛など子宮の病気に関連するツボ。ひざの内側、お皿から指4本分上にある。
親指プッシュで３秒間の安定圧をかける。

さらにキレイになるために！自分の腸内環境に合った乳酸菌を探そう

美と健康のマストアイテムといわれる、ヨーグルト。しかし、食べてもいっこうに肌の調子も改善せず、かえって便秘や下痢を起こしてしまう方もいます。

実は、人間の腸内環境は人それぞれ異なるため、ほかの人に合うヨーグルトが、自分にも合うとは限らないのです。

これは、ヨーグルトに使われている乳酸菌が何種類もあるため。

まずは自分の腸に合ったヨーグルトを探してみましょう。

1週間、同じものを続けてとってみて身体の変化を観察してください。

- **お通じがよくなる**
- **疲れにくくなる**

・熟睡、安眠できるようになる
・肌がしっとりうるおってくる

こうした変化が見られたら、あなたに合ったヨーグルトだと判断できます。根気よく探せば、必ず結果のでるものに出会えます。

また、慣れてくると効果が薄れてくるので、数カ月ごとに銘柄を変えましょう。

ちなみに、乳酸菌によって得られる効果には違いがあります。

美肌効果がほしい方は、クレモリス菌がとれるカスピ海ヨーグルトを。
冷えや肩コリを解消したい方はラブレ菌。
おなかの脂肪が気になる方はガセリ菌。
ストレスを感じる方はビフィズス菌がおすすめです。

椅子とベッドを正しく選べば、10歳、身体が得をする

椅子もベッドも、毎日、多くの時間をともにするものです。その影響は大きいので、多少、値段が張っても、きちんと身体に合ったものを選びたいもの。

キレイにいい「椅子」の選び方

座面がやや前傾しているものがいいでしょう。座面が後ろに傾いていると、腰や背中が丸くなりやすく腰痛の原因に。前傾していると、自然と背筋を伸ばして座るので体幹《たいかん》が鍛えられます。

座面はかたいものがおすすめです。やわらかいほうが座り心地がいいのですが、体重が一点に集中するため大変腰に負担がかかります。

逆に、座面がかたいとお尻が痛くなって長く座っていられません。実はこれがいいのです。こまめに立ち上がるので、長時間同じ姿勢をとらずにすむからです。

アームレスト（ひじ置き）があれば、腕の重みを椅子に預けられるため、その分、腰にかかる負担が軽くなります。

疲れがとれる「ベッド」の選び方

マットレスが重要です。やわらかすぎるものや、かたすぎるものは熟睡できません。**身体にかかる圧力が、全身に均等に分散されるもの**なら、身体を安定してささえてくれるので安眠できます。購入する前に、必ず「試し寝」をしましょう。

実際に横になってみて肩甲骨、腰、お尻、ふくらはぎ、かかと、にフィットしているか、首や腰の違和感がないか、チェックしてください。

一流モデルが、絶対にしない座り方

畳《たたみ》に座る日本人の伝統的な生活文化、「正座」は美しい習慣ですが、**足には大変負担がかかります**。正座をすると、上半身の全体重によって、ひざもふくらはぎも押しつぶされます。よって血行不良を起こして足は太くなり、ひざ関節への負担が増し、O脚など脚の変型も引き起こしやすくなります。

また、幼児期の正座は足の成長を妨げるともいいます。

モデルの道端《みちばた》ジェシカさんのお母様は、ジェシカさんに対し、子供のころから正座をすることを絶対に許さなかったとか。

正座は必要最低限にとどめましょう。やむを得ず正座をした日はいつもよりしっかり「足もみ」をして血流をよくし、関節の疲れを十分にほぐしてください。

美しい人ほど、実はマッチョ♪

腰が曲がる、胸がたれる、ほうれい線ができる、おなかがでる……。どれもみな、筋肉が衰えてくることが原因で起こります。また、筋肉の衰えは、関節をささえる力を弱めるため、ひざや腰の痛みがでやすく、転びやすくなり、骨折しやすくなってしまいます。いつまでも魅力的なメリハリボディでいるためにも、できれば今のうちからウォーキングなど、毎日20～30分の運動習慣をつけておきたいもの。でも、運動嫌いな人には、少しハードルが高いかもしれませんね。

そこで「足もみ」の出番です。

足をもむことは、なんと筋肉を育てる助けにもなるのです。**歩かなくても、もめば筋肉がふえるなんて不思議ですが、本当なのです。**その仕組みは次の通りです。

新しい筋肉は、運動によって疲労した筋肉が回復する過程でふえていきます。

この筋肉が修復・増強されているときに起こるのが筋肉痛です。

実は「足もみ」で、これと同じような状態が起こせます。

よくもんで筋肉に刺激を与えると、筋肉は運動をしたときと同じように疲労し、血流もよくなります。疲労したところに十分な栄養や酸素がいきわたって必要な条件がそろうため、新しい筋肉がふえるのです。

「足もみ」で足の筋肉を鍛えていると、長距離もバテずに歩けるようになりますし、脚のラインも細く美しく整っていきます。ひょろりと棒のように細すぎる足なら、しなやかな筋肉がついて、メリハリのある美が得られます。

ちなみに、病気などで**寝たきりの状態が2日間続けば、筋肉が約1%減る**という実験結果もでています。

筋肉は使わなければ衰える一方ですから「足もみ」で鍛えていきましょう。

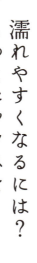

濡れやすくなるには？ もっとセックスを楽しめるようになるには？

日本人は世界の国々の中でも、著しくセックスの頻度《ひんど》、性生活に対する満足度が低いという調査結果がでています。

理由は、男女ともに「疲れているから」というのがトップです。

充実した性生活は、心の安定はもちろん、**免疫力のアップ、安眠効果、ダイエットや美肌効果**ももたらしてくれます。また、定期的なセックスは**女性の乳がん、男性の前立腺がんのリスクを軽減**するとの報告もあります。

仕事に家事に追われる忙しさはわかりますが、もう少しセックスに前向きになれる心身が保てたらいいですね。

それには、この「美容」プログラムのほか、**クエン酸の摂取**がおすすめです。クエン酸は肉体疲労と精神疲労のどちらも回復させる効果がある物質です。酢、梅干し、キウイ、レモン、グレープフルーツなど、酸っぱい食品を積極的にとりましょう。

そして、**「濡れやすい」身体にするためには、卵巣（副腎）の反射区を刺激すること**。ここを刺激して女性ホルモンを活性させて、さらにふくらはぎをよくもみほぐせば、下半身の血流のつまりがとれます。血行を促せば、体液の分泌は活発になります。

変わっていく自分の記録をシェアしてハッピーでつながろう！

一日も早くキレイになって輝くオーラをまといたい方は、ご自身の「足もみ」

の記録を、ブログやメルマガなどにして発信することをおすすめします。**自分の美と健康の変化が、大勢の人に見られているという意識を持つと、ものすごいスピードでキレイが磨かれていくからです。**アイドルも売れ始めて人目に触れる機会がふえると急激に輝いていきますね。やはり人目があるとやる気も湧きますし、きちんと続けるようにもなります。また、周囲の反応から、自分の変化も強く実感できます。

もちろん、健康面、美容面で悩んでいる人たちにとって、あなたが発信する生きた情報はありがたいものであり、多くの人に喜ばれるでしょう。

「妊活」は基礎体温のアップから

「妊活」を決意したら、毎日、基礎体温を計ること。毎日の基礎体温の変動で、排卵の有無やホルモンバランスをチェックできます。

就寝前に基礎体温計を枕もとに置いておきましょう。起床したら直ちに基礎体温計を舌下に入れて体温を測定し、忘れないようその場でグラフに記録します。

この基礎体温表で見るのは、体温が高温期と低温期の2層に分かれるかどうか。はっきりと分かれていれば、排卵が起こっていると推測できます。

反対に体温がジグザグに上下していて、高温期と低温期に分かれていない場合は、無排卵の可能性があります。

次に、基礎体温の高さをチェックします。ここで低温期の基礎体温が36度に達していない人は、まず基礎体温のアップを考えましょう。

「基礎体温」は朝目覚めた瞬間の体温のこと。これが低ければ卵巣機能が低下し、排卵に異常をきたします。

冷えは、足もとから入ってくるので、サポーターなどで常に外気をシャットアウトするよう心がけましょう。

また、ご主人の体温チェックもしてください。男性も冷えをとることで精子の運動率が上昇し、精子数が増加するケースが多く見られます。

体験談にもあるように、「足もみ」を続けた人は30代後半や40代でも妊娠に成功しています。毎日足をもみ、赤ちゃんの入れ物である身体を大切にする想いが、これからやってくる赤ちゃんに伝わるのかもしれませんね。

〝産める身体〟のために鍛えておきたい「骨盤底筋」

パンツスタイルで椅子に座ったときなど、うっかりひざを開いていませんか？

その癖は、「骨盤底筋」の衰えを招きます。

「骨盤底筋」とはその名の通り、骨盤の底にある筋肉です。子宮や膀胱、直腸などの臓器が下がらないようささえる役目があります。

この筋肉を鍛えると、おなか、背中、太ももに力が入るため、腹圧《ふくあつ》が上がって、ぽっこりした下腹部が凹みます。まるで筋肉でできた天然のガードルをまとった

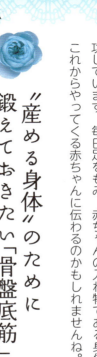

ように背筋が伸びて胸が張れるため、バストもキレイな形に。美しいシルエットをつくるのに重要な役割を持つ筋肉なのです。

さらに骨盤内の血液やリンパの流れがよくなり、冷えから子宮や卵巣が守られて、女性ホルモンのバランスも整います。

妊娠を希望する方は、早めに鍛えておいてください。出産の際「いきむ」ときに使う筋肉でもあるので、安産にもいいでしょう。

ちなみに、骨盤底筋が引きしまっていれば、膣《ちつ》のしまりもよくなり、感度が高まるので一石三鳥です。

鍛えるには、普段、椅子に座るときに、左右の太ももの内側を押しつけ合うようにほどよく力を入れます。これだけでいいのです。

「若年性更年期障害」についての注意点

一般的に女性は、50歳ごろになると卵巣の機能が低下していき、閉経を迎えます。この前後は、女性ホルモンの1つ、エストロゲンの量が急激に減少し、ホルモンバランスが乱れます。これによって生じる、のぼせや発汗などの様々な症状を更年期障害といい、50歳前後の10年間を、更年期と呼びます。

ところが近年、この症状が30代の人にも散見され、40歳前に閉経してしまう深刻なケースもふえています。原因は、過度のダイエット、喫煙、不規則な生活、身体を冷やしすぎる服装などがありますが、ストレスが大きく影響していると考えられます。症状がある人は、自分だけのストレス発散方法を見つけましょう。

生理がこないことを放置していてもいけません。

卵巣は女性ホルモンを分泌する大切な臓器であり、女性ホルモンは、女性機能を司るほかに皮膚や粘膜、血管、骨、筋肉、脳に対しても働いています。全身の重要な器官に、影響を与えているのです。

つまり、卵巣の働きに無頓着《むとんじゃく》でいれば、女性ホルモンの低下による老化を一気に招いてしまうことも大いに考えられます。

生理復活改善方法は、ズバリ！　脳下垂体＋卵巣＋子宮の反射区を念入りにもむことです。

知ってラッキー！妊婦さんへのハッピー・メッセージ

「妊娠中に、足をもんでいいの？」とよく聞かれますが、答えはイエス。断然もんだほうがいいのです。身体のめぐりがよくなると、お母さんの羊水《ようすい》にもいい影響があり、赤ちゃんがアレルギー疾患などのないツルツル、ピカピカの肌で生まれてくるようです。

「足健道」では、安定期に入った妊婦さんの施術をお受けしています。信頼関係のある家族間であれば、力加減に注意すれば、もんでよいとお伝えしています。

興味深いエピソードがあります。

「赤ちゃんが動きすぎて、夜もまったく熟睡できないのです」

そういって、出産を1カ月後に控えた妊婦さんが来院されました。

実際に、カウンセリング中もかなり活発に動いていて、これではお母さんも疲れて大変だろうと思いました。

ところが！　施術を始めて3分ほどすると、赤ちゃんの動きがゆっくりと静まっていったのです。

「わあ、足もみって気持ちいい！　赤ちゃんもリラックスしているみたいです」

妊婦さんは驚きの声をあげ、その後、施術中にぐっすり寝てしまいました。

その晩から赤ちゃんは落ち着いて、毎晩熟睡できるようになったそうです。

「足もみ」でお母さんが気持ちよくなると、赤ちゃんも同時に安らぐのです。

なお、出産予定日の1週間前で「足もみ」は中止してください。

理由は、おなかの中が気持ちよすぎて、赤ちゃんが予定日をすぎてもでてこなくなるからです！

Chapter

6

実践「足もみ」

心が癒される！「リラックス」プログラム

贅沢に、自分をあまやかしてハッピーに

最近、気づけば眉間《みけん》にシワが寄っている……
オシャレやメイクをするのがおっくうに感じる。
そんなときは、この「リラックス」プログラムをどうぞ。
ストレスをとりのぞいて、心の元気を回復します。
自分に贅沢な癒しタイムをプレゼントしましょう！

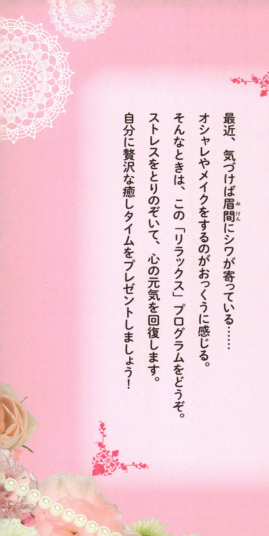

イライラをなくして、ハッピー感あふれる明るい人になるには？

ネガティブ思考の人は、ポジティブ思考の人よりも細胞の老化が早いということが明らかになっています。ネガティブな人は不安や恐怖を感じやすいため、そのストレスによって体内に活性酸素が発生し、身体が猛スピードでサビていってしまうのです。つまり「老化」です。

また、「イライラ」は肌の敵であることが、科学的にもわかっています。

イライラすると、「怒りのホルモン」と呼ばれるノルアドレナリンが分泌され、毛細血管が縮まってしまい、皮膚のすみずみまで血が回らなくなるのです。

怒り癖のある人は、常に顔の血流が悪くなっており、シミや目の下のクマ、深いシワができやすいので要注意です。

こうした人が、ストレスに強くなるには、「ハッピーホルモン」とも呼ばれるセロトニンをふやし、「幸せを感じる心」を強くしていくことが大切になってきます。

セロトニンは、ストレスに打ち勝ち、積極的な心をつくるエネルギーです。

これが不足すると、情緒不安定、うつ傾向、不眠といった症状があらわれます。

セロトニンが満ちているかどうかは、次の傾向があるかどうかでわかります。

- **物事に無関心、感動や感激することが少ない、集中力が続かない**
- **食欲がありすぎる（あるいは逆に、まったく食欲がなくなった）**
- **衝動買いしやすく、物欲がおさまらない**
- **寝つきが悪くなり、朝もスッキリ起きられない、疲れやすい**
- **人づき合いが、わずらわしくなる**
- **感情的になりやすく、ストレスがたまりやすい**

1つでも思い当たればセロトニンが不足気味。幸い、セロトニンは「足もみ」など様々な習慣でふやせることがわかっています。さっそく見ていきましょう。

スーッと心が軽くなる！「リラックス」プログラム

——プチうつ・落ちこみ・不安・イライラ・マイナス思考などの解消／PMS（月経前症候群）・PMDD（月経前不機嫌性障害）時の憂うつの緩和／気分のリフレッシュ

不安や恐れ、怒りや悲しみといったネガティブな気持ちは、放置しておくと体調の悪化を引き起こします。

「足もみ」で心を癒し、気持ちをやわらげ、明るい気持ちをとり戻しましょう。

気持ちいい足もみでリラックスすれば、免疫力もアップします。

ちなみに、**セロトニンには、「肌をリフトアップさせる」というすごい効果**もあります。

「抗重力筋」という、重力に対抗し、姿勢を整える筋肉を刺激してくれるのです。

気になるほうれい線も薄くなるとなれば、それだけで幸せになりますね！

ポイント　交感神経をしずめ、全身をリラックスさせる

ストレスや不安を強く感じると、脳内にノルアドレナリンが分泌され、交感神経が緊張状態になります。

その状態が長く続くと血管が萎縮《いしゅく》して血流が悪くなり、身体が冷えてちょっとしたストレスでも心臓がドキドキしたり手が震えたり、手に汗をかいたりして、不眠になることもあります。

私たちは無意識のうちに交感神経と副交感神経のスイッチを切り替えて心の健康を保っているのですが、交感神経緊張状態が長期的に続くと、落ちこみや、うつ症状といったメンタル面へのダメージが起こり始めます。

自分でもはっきりと症状を感じたら、この緊張した交感神経優位状態を副交感神経優位状態に戻すことが重要です。

そのため、このプログラムでは、まず脳（頭部）の血流を活発にして、脳の働きを正常に落ち着けるようにしています。

全指（1、2、3、4、5）を回す

1

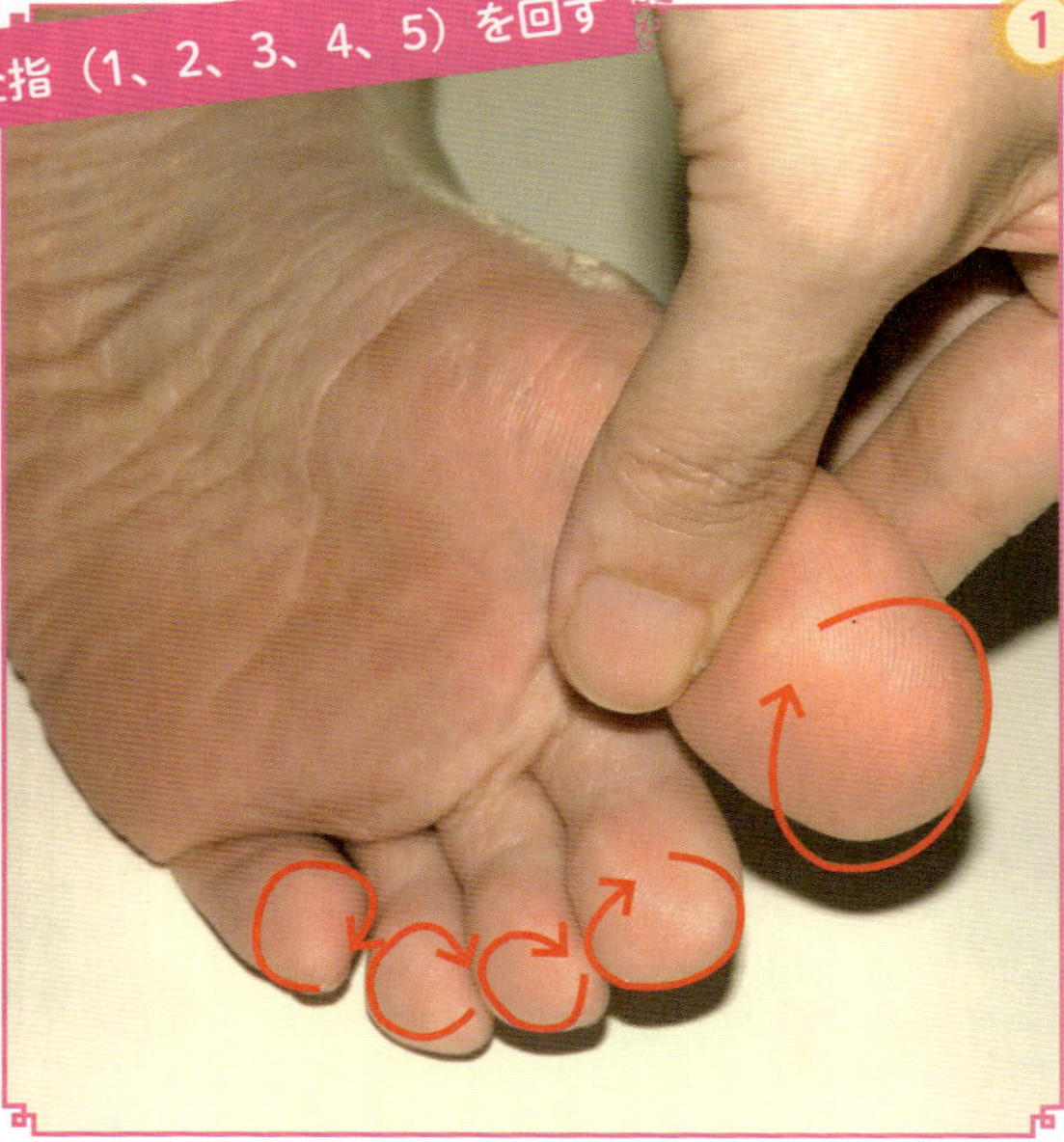

全指は脳とつながっているため、ここをもむと末梢神経が活性化し、脳の血流もよくなる。
足の指のつけ根を手の指でしっかりささえ、足の指をグイッとつけ根に押しこむようにして左右に10回ずつ回す。

全爪を押す

2

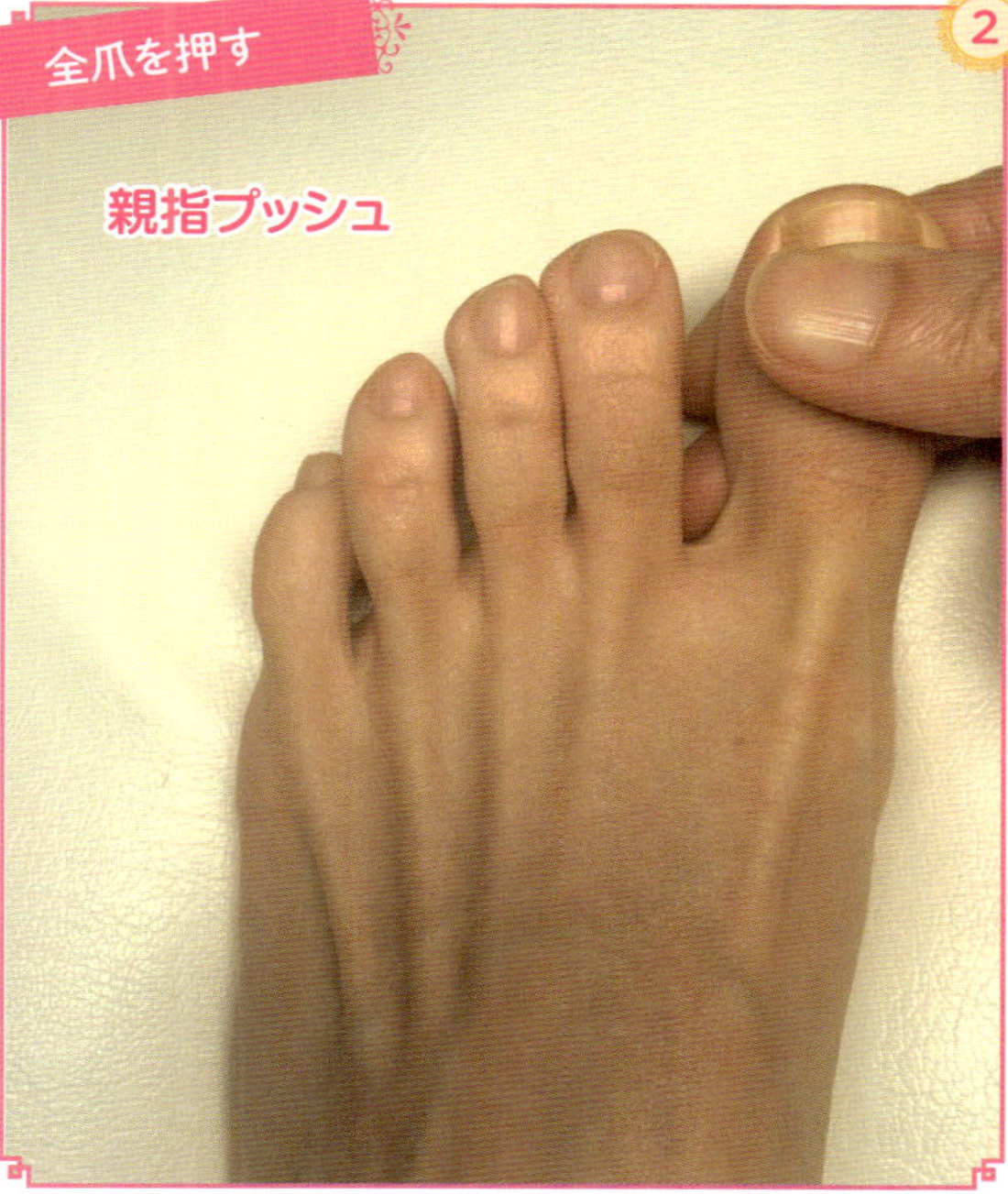

脳への血流促進に、爪は大いに影響している。脳に病気がある人のほとんどは、爪になんらかの異常な症状がある。たとえば、爪が黒や茶色に変色していたり、変形していたり、水虫にかかっていたりする。
手の親指と人差し指で足の爪をはさみ、爪全体に３秒間の安定圧をかける。

3

足首を大きく回す

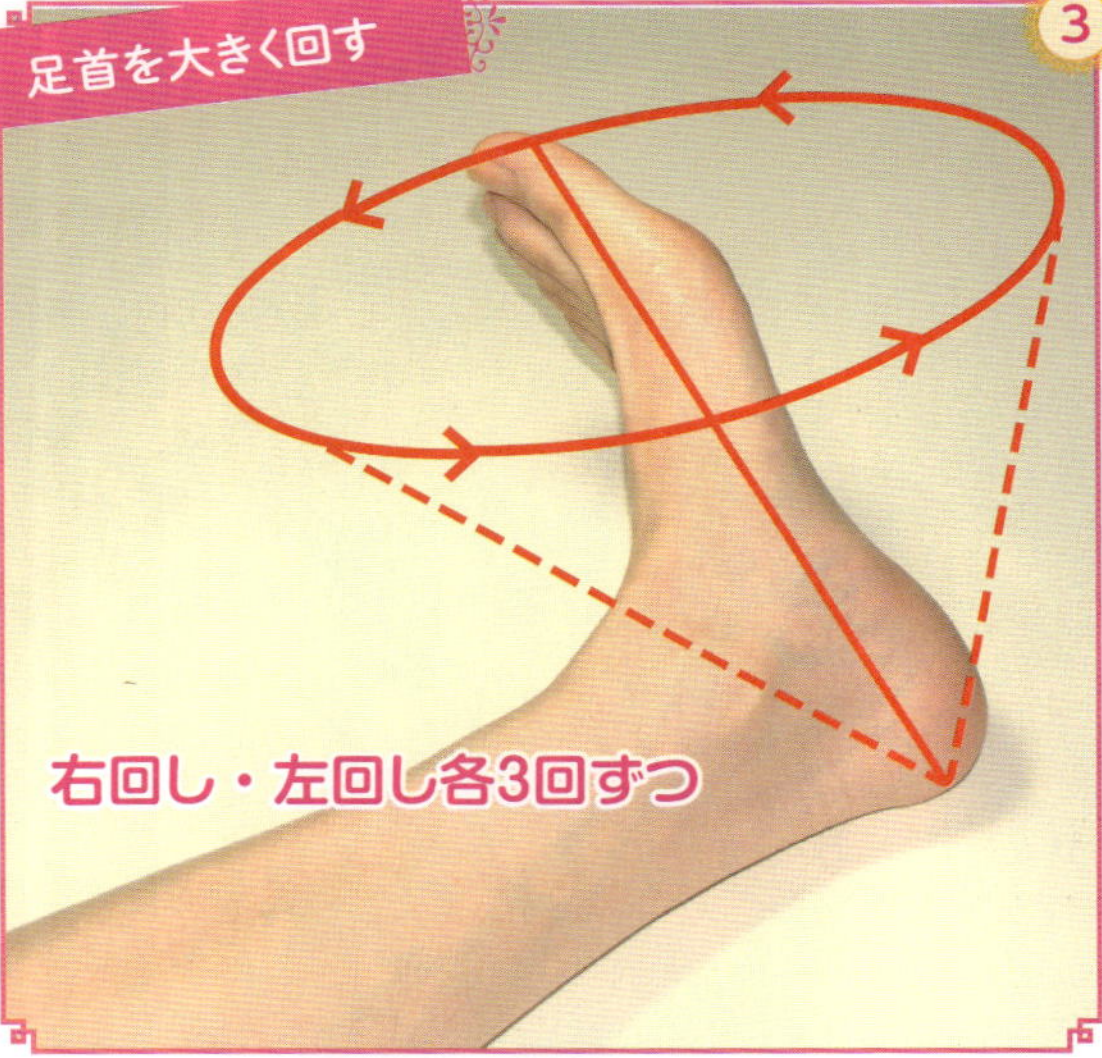

足首を大きく回すことで下半身の血流を一気に促進できる。これでストレスによって低下した血流が改善される。
足首を痛めないために、初めは足を伸ばしてひざを動かさずに以下のストレッチを行なう。
①右にたおす→②自分のほうにできるだけ引き寄せる→③左にたおす→④向こう側へ思いきり伸ばす
これを３回繰り返してから、親指の先にペンをつけているイメージで、できるだけ大きな丸を描くように回す。

ツボ5・隠白《いんぱく》

4

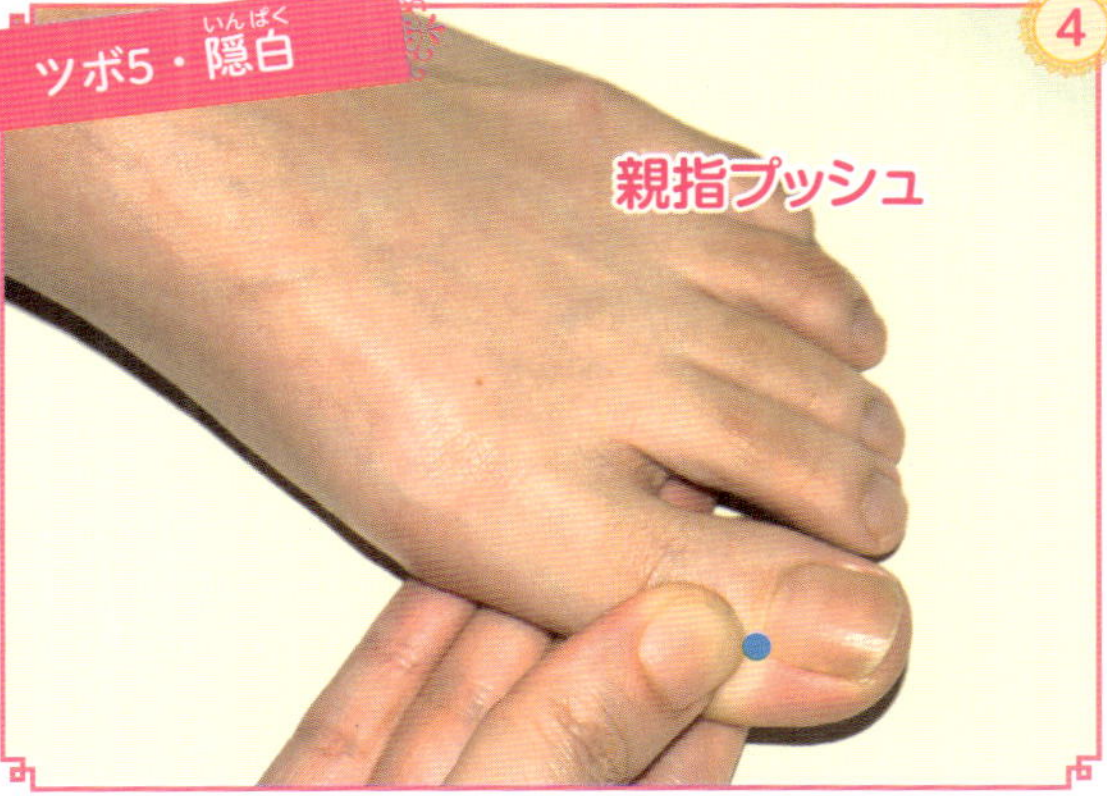

神経衰弱に効果を発揮するツボ。親指プッシュで3秒間の安定圧をかける。

ツボ12・行間《こうかん》

5

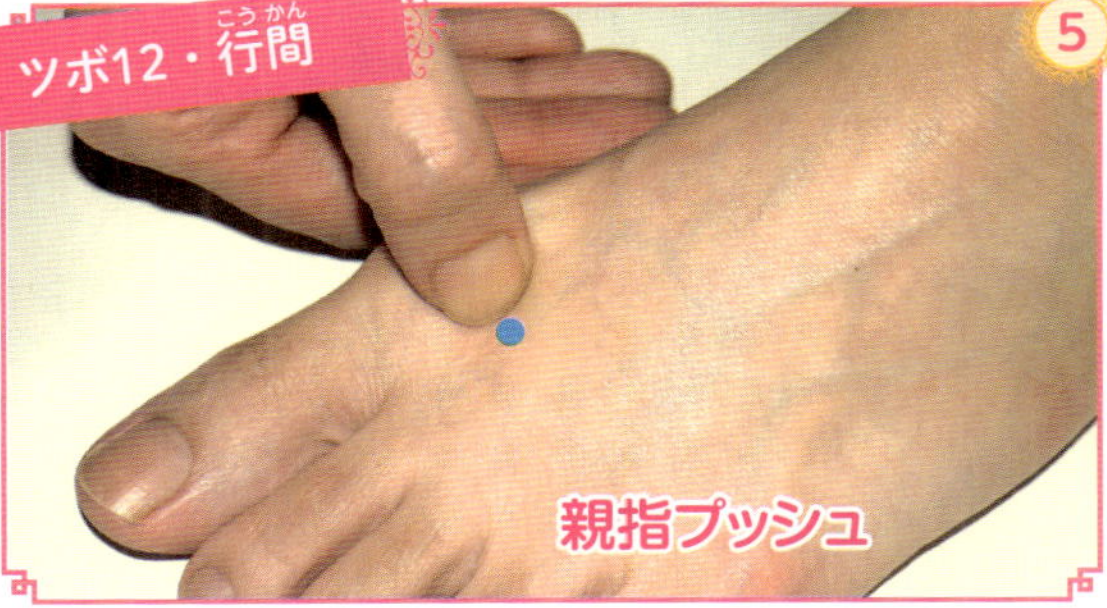

ホルモンのアンバランスによるプチうつ、イライラ、精神不安に効果のあるツボ。親指プッシュで3秒間の安定圧をかける。

怒りを寄せつけない4つの簡単習慣

「足もみ」のほかに、イライラを手放す助けとなる習慣を4つご紹介しましょう。

習慣1　深呼吸

怒りを覚えたら、とにかく肺をクリーンな空気で満たしましょう。怒りの感情を息といっしょに思いっきり吐きだし、吹き飛ばします。

習慣2　白砂糖をやめる

スイーツ好きな人には酷《こく》ですが、**白砂糖は、食べるほどに身体を冷やし、心を不安定にさせる食品添加物です。食べすぎれば、自動的に怒りっぽくなってしまいます。**なぜかというと、おだやかで明るい心を保つには、カルシウムとビタミンB群が不可欠です。ところが、白砂糖は消化分解される際に、この大切なB群をどんどん消費してしまう面があり、それがイライラの原因となります。

甘い物を食べたくなったら、できる限り黒糖を使ったものにするといいでしょう。黒糖はサトウキビのしぼり汁を加熱し濃縮して固めたものです。白砂糖の240倍のカルシウムを含み、ビタミンB群も豊富です。

習慣3　感謝の気持ちを習慣づける

イライラ・落ちこみが続いたら、見落としがちな人生の恩恵を確認します。自分の持っている幸運を数えましょう。命があることは当たり前ではありません。

習慣4　朝の太陽を浴びる！

午前中の太陽の光を浴びることやリズミカルな繰り返し運動をすることでもセロトニンはふえます。緑のある公園をウォーキングするなどは最高ですね。

特にモヤモヤしているときは、海辺を散歩してみてください。リズミカルな波の音や、足裏をやさしく刺激する砂の感触が心身をほぐしてくれます。

広々とした大海原の開放感は日ごろの緊張をゆるめてくれ、海の青い色には精神を安定させる効果もあります。

生理前のＰＭＳ、ＰＭＤＤをのりきるすごし方

普段はなんともないのに、生理前になると8割もの女性が、集中力が続かなくなる、眠くなる、おなかが痛くなるといった不調に見舞われます。そしてこれらの症状は生理が始まるとすっかり消えてしまうのが特徴です。

この症状を、**PMS（月経前症候群）**といいます。症状がひどくなると**PMDD（月経前不機嫌性障害）**となり、激しくイラついて、家族や友人、身近な男性（夫や恋人）にあたってしまい、人間関係を壊すなどの深刻な問題を起こします。

なぜ、生理前にこうした体調の変化が起こるのか、現代医学では原因はまだ解

明されていません。一説では、排卵後に黄体ホルモンがたくさん分泌されるために、ホルモンバランスが崩れるからともいわれます。

生理前の不安定な時期を、心安らかにのりきるヒントをご紹介しましょう。

生理前1週間のすごし方

大量の出血に備えて、血液やホルモンの材料となる栄養素をたっぷりとっておきましょう。黄体ホルモンがふえるため、**食欲が増す時期ですが、甘いものは控えること。**血糖値が急激に上下するので余計につらくなります。

また、この時期にダイエット目的で食事量を減らすのはやめましょう。食欲が増すので成功しにくいですし、イライラがつのってしまいます。

この時期の食べ方のコツは、少量ずつ、2〜3時間おきに食べることです。空腹時が長くなるとイライラつきが増し、めまいを起こすので、**腹7分目ほどの量を1日4、5回食べましょう。**カルシウムとマグネシウムの摂取が、つらい症状をやわらげますので、たとえば口さみしくなったときのために、砂糖の入っていない「携帯おやつ」を用意しておけば安心です。アーモンドや煮干し、チーズなどは、おいしく手軽にカルシウムとマグネシウムがとれます。

なお、この時期になると無性に泣きたくなることもあるはずです。

これは自然な現象です。**体内にたまったストレス物質コルチゾールは、涙を流すことでしか排出されません。**ですから、我慢せずに思いっきり泣いたほうがいいのです。涙とともにストレスが流れでていき、スッキリ爽快です。

生理前1〜2日のすごし方

貧血やめまいが起こりやすく、心身の不調がピークになる時期です。できるだけ身体に負担をかけず、ゆったりすごしましょう。運動もやめておきましょう。

カフェインやアルコール、香辛料など、刺激物の飲食は控えましょう。コーヒーや紅茶の代わりに、**神経を安定させてくれるカモミールやレモンバームなどのハーブティーがおすすめ**です。

ホラーなどの神経を刺激する映画を観ることや、苦手な人との接触もなるべく避け、パソコンやスマートフォンの使用も最低限にとどめることです。

人前で上がるドキドキや緊張をしずめるには？

生理や性格とは関係なく、緊張から「あがり」や「のぼせ」「動悸」などに見舞われているとき。このとき、本来は丹田《たんでん》（おへそより指3、4本分下に下がった場所）に集まっているべき「気」が、上へ上へと上半身に上がってしまっている状態にあります。**意識して、「丹田」に気をおろしましょう。**すぐにラクになります。

まず、あなたの大好きな色のボールが頭のてっぺんにあるとイメージします。

そのボールがおでこを通って、鼻筋を通って、口もと、のど、胸、内臓、お臍《へそ》と順番におりてきて、丹田に止まります。両肩を思いきり上部へと引き上げて、ストンとおろします。これで上半身の余計な力が抜け、気が丹田におさまります。緊張が解けていき、心臓もおだやかになります。

もう、小さなことにクヨクヨしない！「平常心」をつくる呼吸法

Chapter3で紹介した、「鼻だけでするデトックス呼吸」。

これを、お尻の穴をしめて行なえば、いわゆる**「肝がすわった状態」**になり、何事にも動じないどっしりとした心が手に入ります。また、自律神経も調節されます。お尻の穴に力が入ると下腹にも力が入り、下半身が安定します。

肩の力が抜けて、呼吸も深くできるようになります。下腹に力が入れば、腸の周りの血管から大量の血液が押しだされ、血行も促されます。

予期せぬ出来事に動揺したとき、疲れを感じたときは、瞬時にお尻の穴をしめて呼吸しましょう。これで心と身体が守られます。

１００％元気になれる！ 30秒わくわくニコニコイメージング

どんなにポジティブな人でも、落ちこんで気分がふさぐことはあるものです。

そんなときにおすすめなのが、「わくわくニコニコイメージング」。

気持ちが暗くなってきたら、すぐに自分の大好きなことを思い浮かべるのです。

思わず笑みが浮かんでしまうほど大好きなものをイメージしましょう。

楽しいこと、いきたいところ、いっしょにいたい人のこと、将来の夢、かわいいペットのこと、痛みや不調がなくなっている自分、モデルのようなスタイルになっている自分……なんでもOKです。それらを書きだしてみてください。現実離れしていても構いません。

わくわくニコニコイメージング用のあなただけのオリジナルの世界をつくりましょう。わずか30秒でも、元気な心が戻ってきます。

Chapter

7

実践「足もみ」

「残念な症状・あるあるトップ5」を解決します!

嬉しいスペシャル付録！

痛みもなく、不自由さも感じないせいで自分では気づきにくいのですが、実は多くの人が抱えている5つの症状。

その解決方法を、スペシャル付録としてピックアップしました。

「なんだか残念な感じ」「なんだかつらそう」といった印象を退治します！

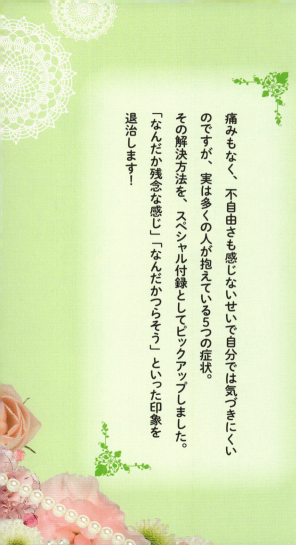

あるある症状ランキング

1位

「二の腕が太い」

ノースリーブの服を、どうどうと着られるようになります！

丸々とした立派な二の腕のラインは、太って見えるうえに年齢がいった印象を与えるもの。これは大勢で撮った写真などを見比べれば明らかです。

二の腕は老廃物がたまりやすく、贅肉を落としにくいところ。しかも自分からは見えにくい場所なので、つい放置してしまいがちな部分でもあります。

ただ、〝男性の目〟には、豊かなバストやヒップ同様に、魅力的に映ることもあるようなので、あまり神経質にならずに、でも、老廃物はためこまないようケアしましょう。四十肩の予防にもなります。

二の腕は、直接もんだほうが即効性があるので、二の腕のもみ方と、簡単なストレッチをご紹介します。

みるみる細くなる二の腕もみ

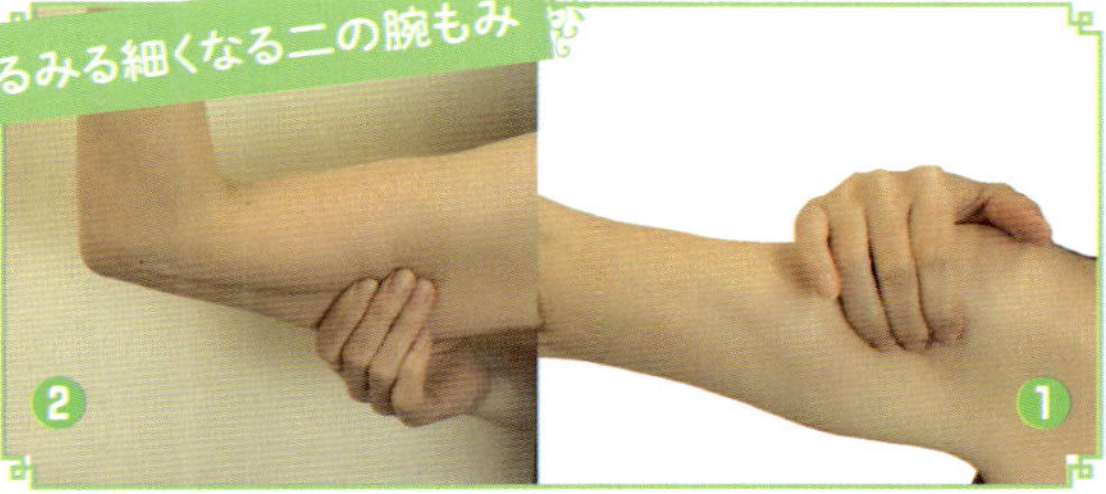

二の腕も足同様、むくみによって太くなっている場合が多い。これはリンパの流れをよくすることで改善できる。

❶腕のつけ根の骨のきわに、指を食いこませるようにしてもむ。

❷二の腕の肉をふくらはぎと同じ要領でもむ。

❶・❷を合わせて3分程度行なう。

二の腕キュキュッとしぼります！体操

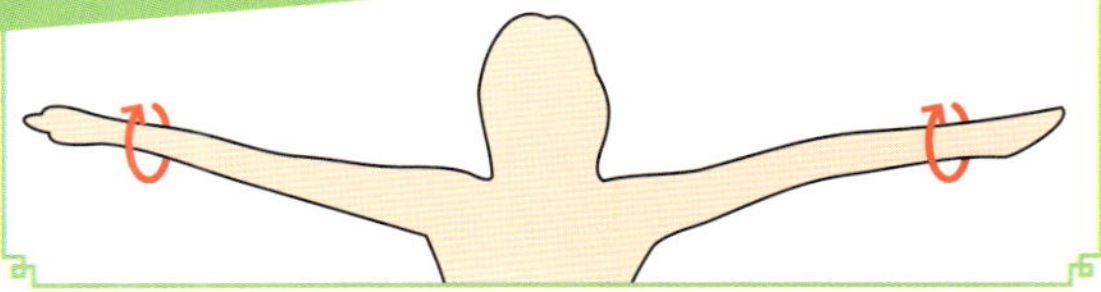

二の腕やせには、「ねじる」体操がおすすめ。腕全体をねじるとインナーマッスルが鍛えられ、腕のラインがしなやかになり、背中や胸筋も同時に鍛えられる。

❶両腕を真横に伸ばし、手のひらを上に向ける。

❷肩をねじって手のひらを1回転させる。左右交互に5セット。

あるある症状ランキング

2位

「ひざの上に贅肉がのっている」

年齢がはっきりでます。気を抜かないで！

ひざ小僧が大きくなってきていませんか？　二の腕同様、年齢がでるのがひざ小僧。足が細くてもひざ小僧がむくんでいるとキレイな足には見えません。

ひざの上のほうにボッテリとお肉がのってしまう原因は、太もも全体の筋肉が衰えてハリがなくなり、たるんで老廃物がたまってしまうからです。

普段は、ほとんど触ることがない場所ですが、太ももは上半身をささえる重要な筋肉なので、放っておくと、腰痛やひざ痛の原因にもなります。リンパの流れをよくして老廃物を動かしてあげれば、ひざ小僧はスッキリ小さく、太ももは細くなります。腰痛やひざ痛も改善されます。

30歳をすぎたら、毎日1分間、ひざ小僧をもむことが予防になります。

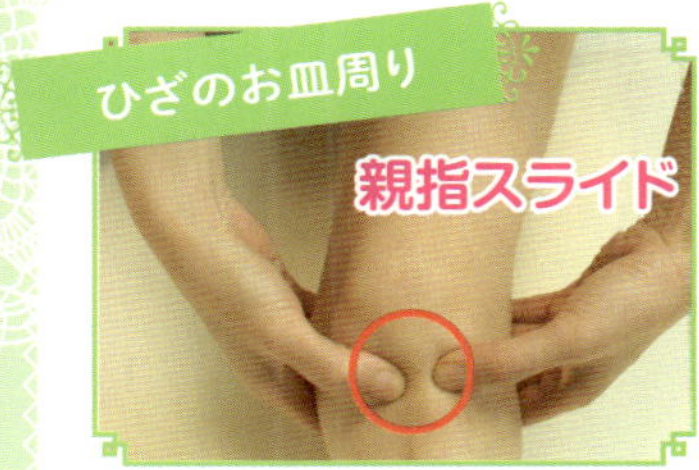

❶ひざのお皿にそって、円を描くようにクルリとなでる。むくみがあればクリームを使って念入りに行なう。

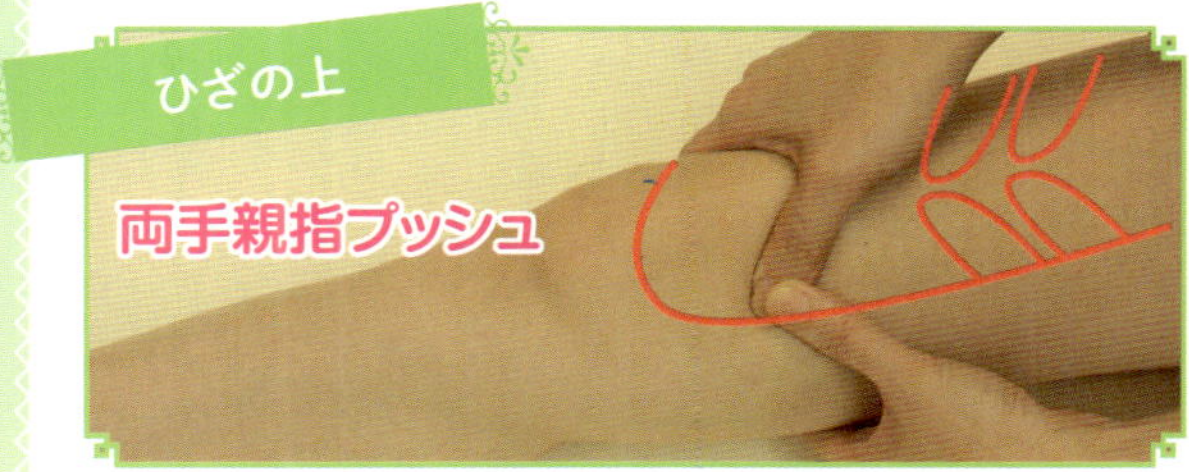

❷ひざの上の肉をとらえて、太ももつけ根に向かって圧をかける。太ももを細くしたい人は太もものつけ根まで押すといい。

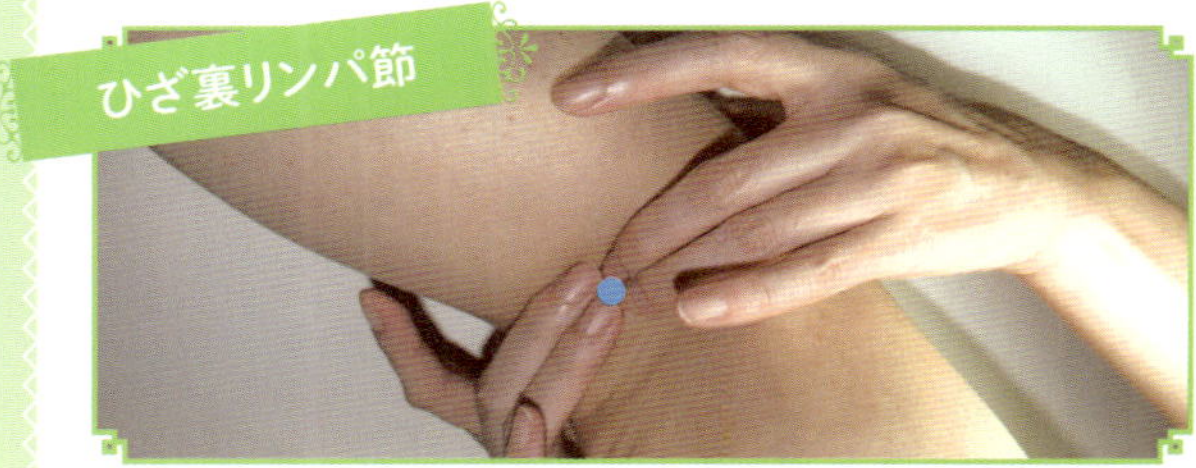

❸ひざ裏に、中指と薬指の腹を当てて、トントンと10回刺激する。

あるある症状ランキング 3位

「尿もれ」

膣トレーニングでこっそり解決。性感アップも！

尿もれは、出産後や老化現象として起こるものでしたが、最近は出産経験のない若い女性にもふえています。

「足健道」でも若い人から高齢の方まで、「実は、『足もみ』で尿もれがなくなったんです」と報告を受けることが多く、驚いています。皆さん尿もれを改善するために足をもんでいたわけでもないのに、いつの間にか改善できてしまうようです。次の「足もみ」と膣トレーニングを毎日行なえば、より早い改善が期待できるでしょう。

尿道の反射区は、女性であれば膣、男性であれば陰茎《いんけい》に投影していますので、性感もアップします。

膀胱《ぼうこう》/尿道《にょうどう》・膣《ちつ》の反射区/ツボ30・水泉《すいせん》

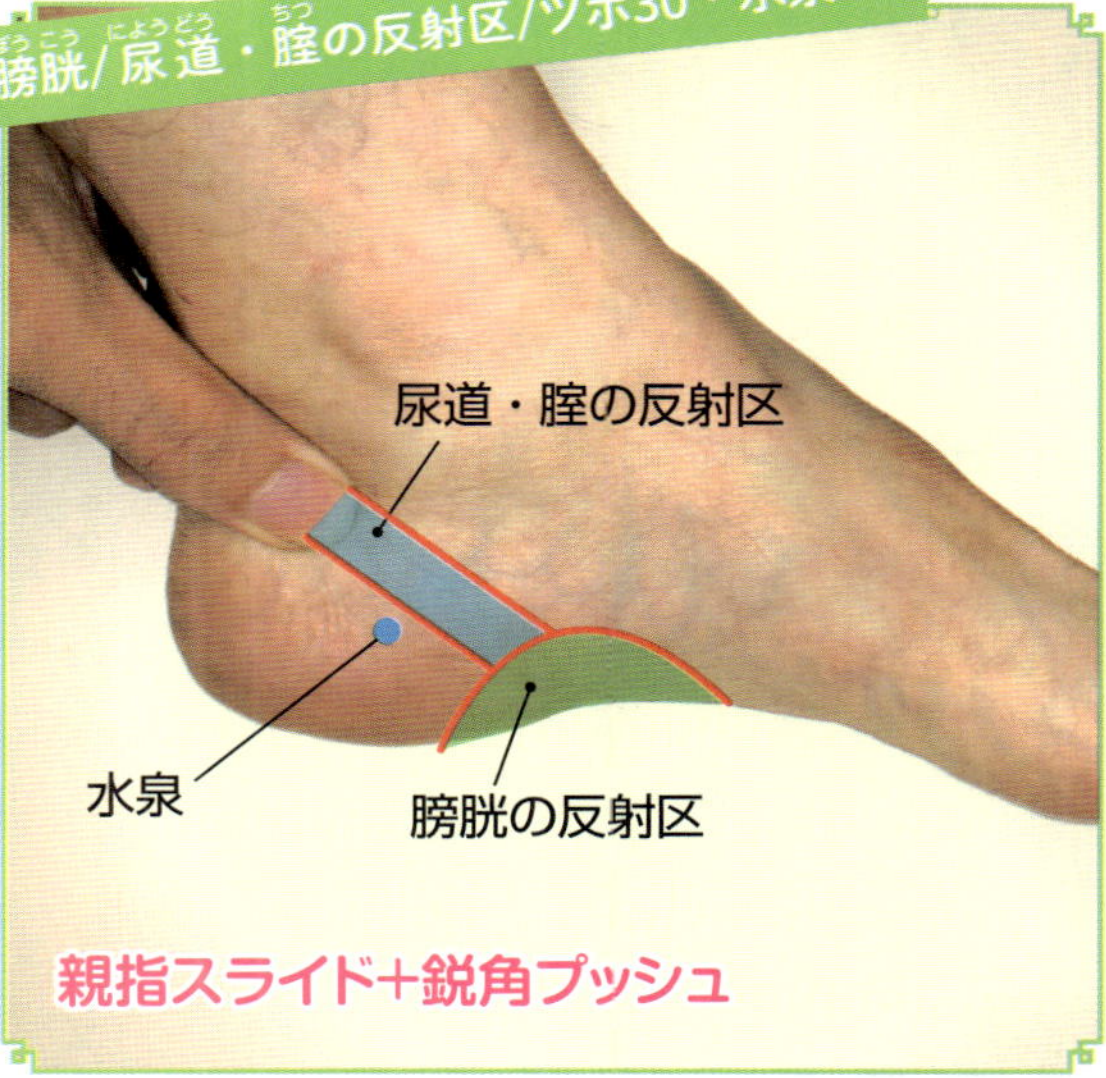

足の内側のくるぶしのきわから、つちふまず（膀胱の反射区）の方向へ、親指の腹でチューブのクリームをしぼりだすようにすべらせ、膀胱の反射区に、鋭角プッシュで3秒間の安定圧をかける。

膣トレーニング

お尻の穴と膣を同時に内臓の中に引っ張るようなイメージで5秒間しめます。3回繰り返します。

あるある症状ランキング

4位

「歯をくいしばる癖」

放っておけば、虫歯や歯肉炎、顎関節症《がくかんせつしょう》を引き起こす恐れも

無意識のうちに歯を食いしばる癖は、顎関節症の原因になるほか、口内環境にも悪影響をおよぼします。ストレスを感じるときや、なにかに夢中になっているときは特に注意してください。病院にいくとマウスピースを処方されるようですが、できればそんな不快なことをしないですごしたいものです。

次の2つの習慣と、「足もみ」を併せて行なえば完璧です。

1つは、うっかり歯を食いしばっていたことに気づいたら、舌を前歯の裏側につけること。これだけで奥歯が離れます。

もう1つは耳の手前のえらの筋肉をほぐすこと。

「足もみ」では歯の反射区を刺激します。

エラの筋肉をほぐす

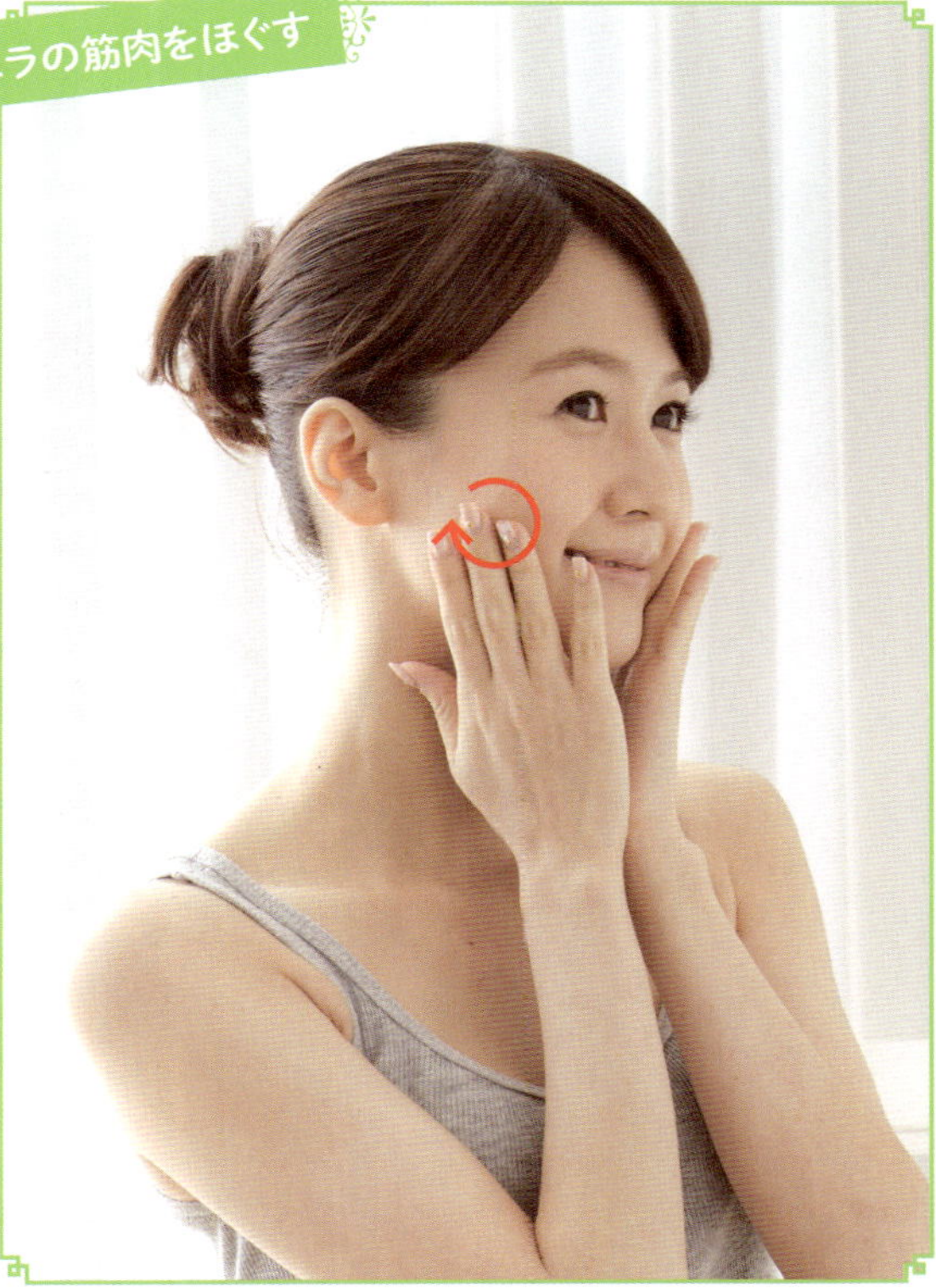

えらに指の腹を当て、気持ちよいと思える力で円を描くようにして、こわばりをときほぐす。

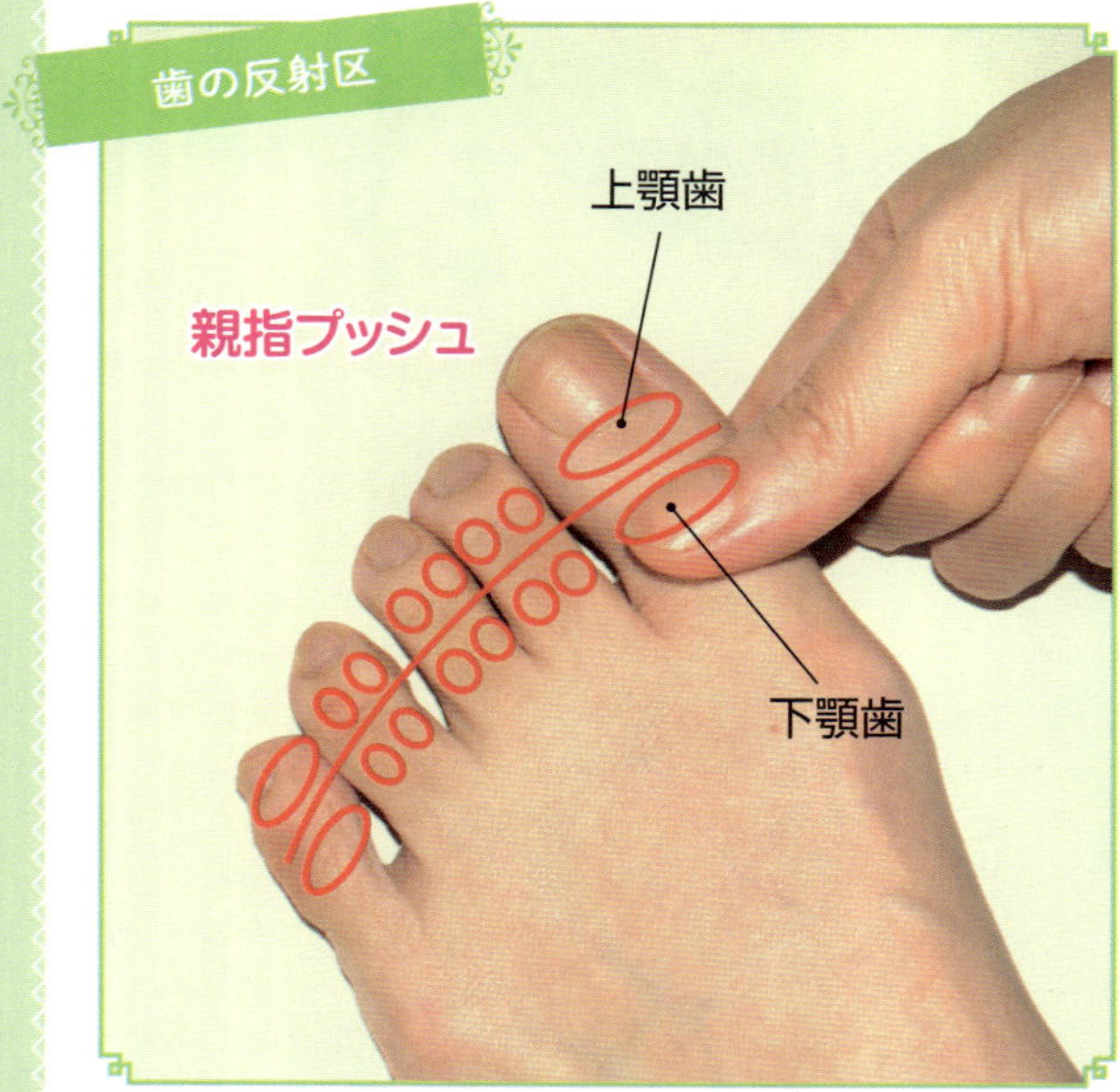

歯根の血流が上がり、食いしばりで傷んだ歯ぐきの働きが活性化する。
親指プッシュで３秒間の安定圧をかける。

あるある症状ランキング

5位

「足のにおい」

女性の足は、男性よりも5倍においやすい！

足は、かなり多汗な場所。しかも女性の靴は、つま先のとがった窮屈《きゅうくつ》なハイヒールやロングブーツなど、足をむれさせる要素がいっぱいです。

汗は指の間の垢や角質の肥厚《ひこう》原因となり、歩き方や靴の影響でできるタコや魚の目も、においの原因となります。

またタコや魚の目をそのまま放置していると、できている場所の反射区に該当する臓器や器官の不調につながります。

次のプチ習慣と「足もみ」を続ければタコの場合は、一枚一枚皮がはがれてキレイになっていきます。魚の目は自然に浮き上がって、芯がポロリととれて、すべて改善できます。

足のにおいをなくすプチ習慣

水虫対策をしましょう。なんと、働く若い女性の3人に1人が「水虫」の経験があるといいます。その理由は、合皮製の**窮屈なハイヒールやブーツを履いていること**や、汗を吸いとりにくいナイロン系の靴下やストッキングを履いていること、そして意外にも**「冷え」**が関係しています。

身体が冷えて血行が悪くなると、新陳代謝が低下して免疫力が落ち、水虫菌が感染しやすい状態になります。ちなみに水虫も疲労がでている関連臓器の反射区部分にでがちです。

解決方法は、症状のある部分を触らないで、その周りを「足もみ」で血流促進してあげること。これだけで水虫はよくなっていきますし、関連している臓器や器官の回復にもなります。水虫にかかっている方を多く診てきましたが、期間は様々でも、皆さん「足もみ」で改善しています。まさに内側からの改善です。

腎臓《じんぞう》/輸《ゆ》尿管《にょうかん》/膀胱《ぼうこう》/尿道《にょうどう》の反射区

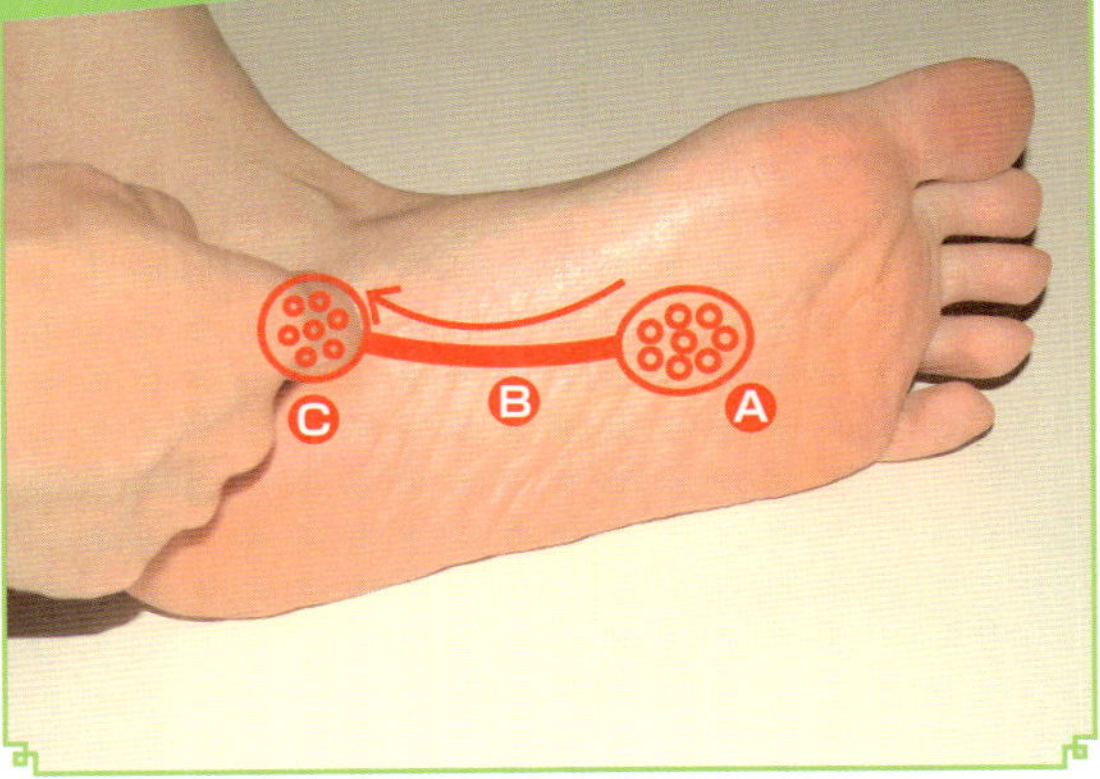

Ⓐ　腎臓の反射区を鋭角プッシュする
手の人差し指を鋭角にして、イタ気持ちいいところまで深く押し、３秒間の安定圧をかける。

Ⓑ　輸尿管の反射区を鋭角スライドで流す
腎臓と膀胱の反射区を斜めにつなぐラインを、人差し指でつくった鋭角でなでる。膀胱から腎臓へと戻らず、一方通行で刺激する。

Ⓒ　膀胱の反射区を鋭角プッシュする
イタ気持ちいいところまで深く押し、３秒間の安定圧をかける。

※　Ⓐ～Ⓒをセットとして、２～３回繰り返す。

このほか、水虫ができている周辺を患部を触らないようにしながらもむ。

本書は、本文庫のために書き下ろされたものです。

「足《あし》もみ」美人《びじん》プログラム

著者　田辺智美（たなべ・さとみ）

発行者　押鐘太陽

発行所　株式会社三笠書房

〒102-0072 東京都千代田区飯田橋3-3-1

電話　03-5226-5734（営業部）03-5226-5731（編集部）

http://www.mikasashobo.co.jp

印刷　誠宏印刷

製本　ナショナル製本

ISBN978-4-8379-6749-1 C0130

王様文庫

王様文庫

腹を凹ます体幹力トレーニング

木場克己

「きつくない」のに確実に凹む！　1日5分で今ある脂肪を燃やし、基礎代謝UP。お金も時間も道具も不要で、自宅でみるみる「魅力的な自分」に変身できる。運動が苦手な人でも、メタボでも、誰でもできる超かんたん「コア・トレ」。トップアスリートが実践するメニューも！

読むだけでねこ背が治って心も体も強くなる！

小池義孝

Amazon家庭医学・健康部門1位！　本当に一瞬で変わると大反響！　時間もお金もトレーニングも不要、自分でカンタンにできる骨格矯正。しかも「体力アップ」「美容にいい」「肩こり・腰痛解消」「歩くのが速くラクになる」など、いいことドッサリ。一生得する知識です。

目がよくなって心も体も超スッキリ！

今野清志

3歳～99歳まで、50000人改善の大反響ベストセラーメソッドが文庫で初登場！　気持ちよくて、お金も時間もかからない、いいことづくめの超健康法。近視、老眼、緑内障…改善例続出！
①血流を整える　②たっぷり酸素を送る　この2つで目は必ずよみがえる！

K30331